エンド・ペリオ日常臨床のレベルアップコース

再根管治療の **成功率を高める**

スカンジナビアエンド

ガッタパーチャの除去で70％は決まる！

宮下 裕志

ENDO
PERIO
SPECIALIST
DENTAL
CLINIC

クインテッセンス出版株式会社　2019
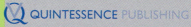

Berlin, Barcelona, Chicago, Istanbul, London, Milan, Moscow, New Delhi, Paris, Prague, São Paulo,
Seoul, Singapore, Tokyo, Warsaw

序文　スカンジナビアの考え方

　今回スカンジナビアエンドの再根管治療に関する書籍を執筆することとなった．そもそも日常臨床においてはエンド治療自体がアドバンスな治療であるが，再治療は超アドバンスといえる．われわれは，そのような認識で診療にあたっている．

　巷にはエンドについてのさまざまな考え方があると思うが，本書で示すエンドの世界もその1つである．したがって，本書内のエンドに対する考え方は他の世界のエンドの考え方とは大きく異なる部分があるかもしれない．

　私がスウェーデンに留学し，学んだエンドはスカンジナビアの過去の偉大な研究者によるエビデンスに基づくものである．そのスカンジナビア（特にイエテボリ大学）の考え方は，次に述べる3つの要素を考慮することが特徴であると感じている．

① 患者視点から結果重視のエンド
② 歯の条件からのディシジョンメイキング
③ 生物学に基づいたエンドの考え方

　一言で言い表すならば，スカンジナビアエンドは患者に優しい確かなエンドであると言えよう．この考え方の確立に大きな影響を与えたのはスカンジナビアの偉大な科学者達である．すなわち Hollender, Grondahl, Reit 名誉教授らであり，その考えは現在の Kvist 助教授に引き継がれることとなる．

　スカンジナビアのエンドでは，もちろん術者が疾患の診断を行うわけだが，この際，もしも目の前に根管だけが落ちていて，それを治療するということにフォーカスを当てるのであれば，話はそれほど難しいことではない．しかしながら臨床というものは，あくまで患者を対象にしている．治療を開始する前に患者が同意していなければならない．現代は患者が治療の選択を行える時代になってきており，決してエンドドンティストと呼ばれる術者の思うように治療することだけが方法ではない．

　常々議論されてきたことだが，エンドドンティストは意外と「診断を行っていない」のだ．これは治療の紹介で患者が送られてくると，治療の必要度を診断するまでもなくそのまま治療してしまう傾向にあるという意味である．スウェーデンで治療を受け持った時代の経験では，外部の歯科医からの紹介で患者の根管治療が紹介されてきた場合でも，われわれエンドドンティストは治療の必要度を診断し，治療を行うべきかどうかを相談する．場合によっては根管治療ではなく抜歯を推奨する場合もある．

イエテボリ大学，特に診断学教室にはディシジョンメイキングの考え方の源流が古くからあり，その中でエンド治療におけるディシジョンメイキングの概念が確立されていったのである．

筆者は診断学教室に留学する前に，2年間イエテボリ大学 歯周病科大学院を修了していた経緯もあるため，歯周病科と診断学教室でのディシジョンメイキングに大きな違いがあることに気づくことができた．そこにはいわゆる，「診断の不確実性」と「患者の因子を考慮する」ことを含めた治療の診断を行うという大きな違いが両者間にある．歯周病の教室は，どちらかというと Essentialistic(本質的)な考えを持っており，これは真実を追求するという考えかたである．具体的にいうと，BOP(プロービング時の出血＝疾患)が存在する部位は疾患があるため，その部位には治療が必要という考えである．たとえばこのような考え方は現代のカリオロジーに適応できない．真実を求めてう蝕があるかどうかを機器を用いて検知すると，見つけることができるかもしれないが，それを外科的に切削するべきかというと，切削しない方が予後が良い場合があるためである．したがってう蝕検知にそこまで細かな方法を用いる必要があるとはいえないのである．う蝕検知液を用いてう蝕を切削するという姿勢も同じような考えかたである．診査の結果のみを基に治療の診断を行ってしまうと，過剰な切削に陥りやすい．う蝕検知同様に，根尖部の病変があるかどうかの真実を求めて CT 撮影したとすると，あまりに多くの無症状の根尖病変が見つかってしまうであろう．このように疾患の診断をあまりにも細かく行ってしまうと，過剰治療となりやすく，かつ無駄な結果になり，しかも有害事象が増えてしまうこととなりやすい．エンドの分野では特にこのような結果を引き起こしやすいことが多い．たとえば，治療前には根管がパーフォレーションしていることに気づかず，ポストを削合し，さらに大きなパーフォレーションを作ってしまったり，ポストやコアを除去することで残存歯質がさらに薄くなり歯根破折を引き起こし易くなったり，治療したことで治療器具が折れてしまいアクセス出来なくなってしまったりである．治療する前よりも状況を悪くしてしまうかどうかも考えた上で治療の判断を行うことが重要である．このような患者に対しての結果を重要視するような考え方を Nominalistic な考えかたというが，イエテボリの診断学教室はこの考え方で患者を診ていくことが特徴である．

次の要素は「歯」自体である．スカンジナビアのエンドには伝統的に，根管の状態や根尖部の状態によって治療方法を変えるという考え方がある．たとえばエンドの研究でもっとも引用されているであろう Strindberg(1956)の研究では抜髄，失活根管，感染根管，再感染根管治療という具合に，サブグループに分けてその成功率を分析している．これが他の世界，たとえば Washington study(1955)ではサブグループに分けて解析してはいるが，治療のクオリティーを X 線で評価したものを基準に分析しており，スカンジナビアでは生物学的な考えからサブグループを分けたのに対し，治療テクニックを重視して分析するという考え方の違いが見え隠れする．読者の皆さんも，根管充填材が根尖までまったく行き届いていなくても，根尖部に問題が見られないような症例や，根管治療のクオリティを上げようと治療を開始したにもかかわらず，治療前と大して変わらない根管充填しかできなかった症例等は記

憶にないだろうか．このように X 線では感染があるかどうかは見えないし，治療の
クオリティもわからない．わかることは，過去にどの程度のスタンダードで治療が
行われたかである．これがスカンジナビアの考え方で，最重要課題が他の世界とは
まったく異なるのである．

　根管内の状態によっても当然治療方法は異なる．根管内のポストの有無やクラウ
ンの有無が治療方法に大きく影響することは理解できるであろう．臨床では必ず症
例ごとに，治療の適正度を考慮して選択することが必要である．

　エンド治療に用いる材料等にも興味がある読者もいるかもしれない．最近では
MTA も一般的に用いられるようになってきた．さまざまなタイプの MTA も存在し，
露髄部に直接歯髄覆罩という目的で用いられるものや，パーフォレーション部の封
鎖が目的のものもマーケットに出現している．しかしながらスカンジナビアのように，
治療にあたる歯科医の考え方が生物学的になればなるほど，材料に固執することは
なくなるのが一般的である．確固たるエビデンスからディスカッションした場合には，
つい「埋める」という点が強調されてしまう傾向にあるが，本質は感染を取れるかど
うかである．「根尖まで根管形成しなくてはいけない」や「根尖まで根管充填を行わ
なければならない」など，いろいろな場面でお聞きになるかもしれないが，その前に，
その歯はどのような歯髄や根尖部の診断なのか，どのような根管の形態なのか，ど
のような根尖部の状況なのかで，答えは異なってくるはずである．決して一律な治
療というのはあり得ないのが，スカンジナビアエンドである．

　筆者が日本に帰国した1997年当時からラバーダム，マイクロスコープを使用し，
細菌学的な考え方を最重要視していたスカンジナビアのエンドにとっては，テク
ニック的なマイナーな変化はあるにせよ，その根本が揺らぐことはない．むしろテ
クニック的な発展はスカンジナビアエンドをさらに確実なものとするであろう．そ
ういう流れの中にあって，今も変わらず難易度が高いものは非外科的な再根管治療
である．

　本書がエンドの最難関である根管治療の再治療に挑む読者の役に立てれば幸い
である．

2019年 9 月吉日

宮下裕志

本書におけるエンドとは

本書におけるエンドの定義（範囲）

　本書におけるエンドとは，歯髄と歯根周囲組織の形態，機能に関する学問，また
その健康，外傷，病的状態に関する学問，およびその予防と治療に関するものをいう．
歯由来の疼痛と病変の病因とその診断は，日常の歯内治療において不可欠な部分で
ある．とくに診断に関する深い内容は，前著エンド・ペリオ日常臨床のレベルアッ
プコースⅠ『痛みの特徴から主訴を解決するやさしい診査・診断学』を参照していた
だきたい．ここでいうエンドの分野は，かなり広範囲をカバーしている．また主にヨー
ロッパの歯内療法学会のカリキュラムガイドライン（ESE1992）を参考にしているの
ではあるが，常に患者の口腔健康を目指すうえで必要な１つの分野という概念を忘
れないでほしい．そうでなければ，歯科医はただの穴掘り穴埋め職人となってしま
うだろう．

　一般的なエンドの教科書等には美しく根管充填されたものが掲載されていること
が多いですが，それは臨床で求めるアウトカムではない．特に対象が再感染根管治
療ともなれば，根管の形態は非常に歪められ，狭窄し，拡大され，方向は誤り，根
尖部は破壊されていることが少なくない．したがって，再感染根管治療を行うとい
う場合には，第一には歯が生存できるような治療を追求することが重要である．根
管を探すことで歯を削合しすぎたり，パーフォレーションを引き起こすことでその
歯が抜歯になるのであれば，エンド治療を行う意味合いは薄れてしまう．重要視す
べきは，「歯を救うというためにエンド治療が行なわれている」ということなのである．
　もしも歯を救うことはできそうだというケースであれば，その次に考えるべきは，
臨床症状がなくなるようなエンド治療を行うということである．そして，症状がな
くなったうえで，さらに高度なアウトカムを望まれるような先生方は，根尖部が健
康になるという（Strindberg の基準）高い基準を持って治療にあたっていただければ
と思う．もしもさらに余裕があれば，X 線的に美しい根管充填をアウトカムとして
も構わないものの，上で述べたようなアウトカムが間違いなくクリアできているこ
とが重要である．

Contents

1章 再根管治療の治療成績はどうすれば良くなるのか ……… 11

1章-1 再根管治療のエビデンス ……… 12
- 1章-1-1 再根管治療の成績 ……… 12
- 1章-1-2 スカンジナビアにおける再感染根管治療のエビデンス ……… 16
- 1章-1-3 なぜスカンジナビアの研究では予後が良いのか ……… 18

1章-2 再根管治療における問題点 ……… 22
- 1章-2-1 意思決定における問題点 ……… 22
- 1章-2-2 治療自体における問題点 ……… 29

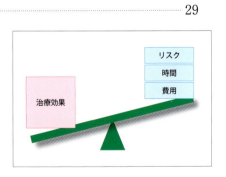

2章 再根管治療における診査・診断　　37

2章-1　診断学上のディシジョンメイキング　　38
2章-1-1　再根管治療における診査・診断のステップ　　38
2章-1-2　診断学上のディシジョンメイキングのステップ　　39

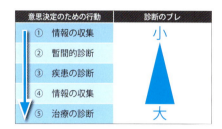

2章-2　治療学上のディシジョンメイキング　　44
2章-2-1　治療学上のディシジョンメイキングのステップ　　44
2章-2-2　術者の能力　　49

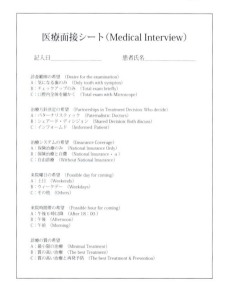

2章-3　術者-患者関係から見たディシジョンメイキング　　50
2章-3-1　患者の選択　　50

3章 スカンジナビア流
再根管治療の診査・診断の実践 ····················· 53

3章-1　自発痛および腫脹を伴う単冠の場合 ····················· 54

3章-2　腫脹を伴う連結歯の場合 ····················· 56

3章-3　腫脹を伴う単冠の場合 ····················· 58

3章-4　フィステルを伴う単冠の場合 ····················· 59

3章-5　フィステルを伴う場合の診断違い ····················· 60

3章-6　違和感を伴うブリッジの支台歯の場合 ····················· 62

3章-7　違和感を伴いクラウンが外れている場合 ····················· 64

3章-8　違和感を伴う単冠大臼歯の場合 ····················· 66

3章-9　症状がない単冠下顎大臼歯の場合 ····················· 67

3章-10　症状がない単冠前歯の場合（フェルールなし） ····················· 68

3章-11　症状がない単冠上顎大臼歯の場合 ····················· 70

3章-12　症状がほぼない上顎大臼歯を含む連結歯の場合 ····················· 72

3章-13　症状がない下顎前歯を含むブリッジの場合 ····················· 74

4章　再根管治療の非外科的治療　　75

4章-1　無菌治療の難易度　76
4章-1-1　無菌治療を始める前に　76
4章-1-2　無菌治療の難易度別ケースセレクション　78

4章-2　再根管治療における根管口明示とガッタパーチャ除去　104
4章-2-1　再根管治療における根管口明示とガッタパーチャ除去の重要性　104
4章-2-2　ガッタパーチャ除去の部位別ケースセレクション　104

4章-3　実際の再根管治療　116
4章-3-1　感染根管の判断　116
4章-3-2　未治療根管が存在する場合　119
4章-3-3　ガッタパーチャの先が未治療根管の場合　126
4章-3-4　ガッタパーチャで根尖まで治療され，破壊された根管の場合　127

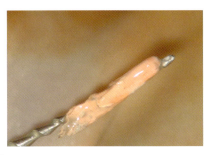

4章-4　再根管治療における根管充填　132
4章-4-1　感染の有無と根管充填　132

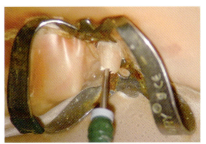

著者略歴

宮下　裕志　Hiroshi Miyashita
Periodontist／Endodontist

1986年　九州歯科大学卒
1993年　スウェーデン王立イエテボリ大学院留学
1996年　歯周病学，歯内療法学および口腔診査診断学コース修了
　　　　イエテボリ大学公認歯周治療専門医および歯内療法専門医取得
1997年　帰国 千葉県にて開業
2001年　港区南青山にて歯内歯周専門室 宮下歯科開設
2005年　EPSDC 研修会主宰
2011年　医療法人社団 EPSDC 設立
2014年　EPSDC 研修会六本木／東京国際歯科 六本木開設　現在に至る

1章
再根管治療の治療成績はどうすれば良くなるのか

1章-1　再根管治療のエビデンス …… 12

1章-2　再根管治療における問題点 …… 22

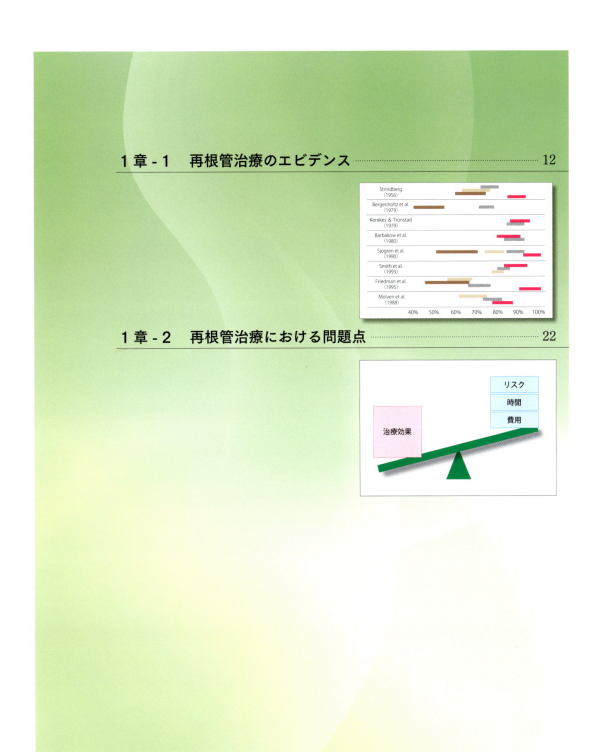

1章　再感染根管治療の治療成績はどうすればよくなるのか

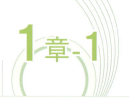

1章-1　再根管治療のエビデンス

1-1-1　再根管治療の成績

　『エンド・ペリオ日常臨床のレベルアップコース Ⅱ　世界でもっとも成功率が高いスカンジナビアエンド』(クインテッセンス出版刊)にも書いたが，再感染根管治療の成績は圧倒的に悪い．根管の状況によりその成功率は異なるが，たとえば比較的よく引用されるSjögrenら[1]の追跡研究を例にとってみよう．

　彼らは356名の患者を根管治療後8〜10年追跡し，予後に影響を与える因子を調査した．この研究は図1-1-1で示す，部分的な情報が引用されることが多い．確かにこの研究では根管充塡をどこまで行うかを，根尖部付近まで／過剰な充塡／過少な充塡という3つの因子に分けてサブグループ解析しており，その根管充塡の状況が有意に予後に影響すると表現されてはいる．実際に図1-1-1では未治療の感染根管への治療を行った8〜10年後の予後と根管充塡された距離との関連性が示されている．特にX線での評価で根管充塡が根尖部から2mmまでに根管充塡が行われている状態は，2mmよりもアンダーな状態と比較して成功率に有意な差(p=0.0004)があると分析されている．これは過剰に充塡された場合と比較しても同様で，成功率に有意な差(p=0.003)が認められている．

　まとめると，未治療の感染根管の治療に関しては，X線的に根尖部から2mm程度で根管充塡が行われるように治療した方が8〜10年後の予後が良いと読めてしまう．

　次に，再感染根管治療歯の治療成功率と根管充塡の距離との関連性を示す図1-1-2を見てみよう．図1-1-1と比較して感覚的に，再感染根管治療においては根管充塡の根尖部までの距離の因子があまり重要ではないという結果が見えてくる．図1-1-1同様，根管充塡の距離で分類した3つのサブグループの，それぞれに「有意な差」がほとんど認められていないのである(p=0.65, p=0.10, p=0.53)．

　つまり，Sjögrenらの追跡研究はまるで根管充塡のクオリティーが重要であるように引用されているわけだが，実際には他の重要な因子が結果に重大な影響を与えていることが明らかである．それは，術前の歯髄あるいは根尖部の診断が異なれば予後がまったく異なるということである．

　表1-1-1から見て取れるように，治療前に根管が感染していないものについてはほぼ100%成功している．感染していても未治療の場合は90%近く成功，すでに根管治療が行われているものが感染している場合の再治療では60%程度の成功と極端に低

1章-1 再根管治療のエビデンス

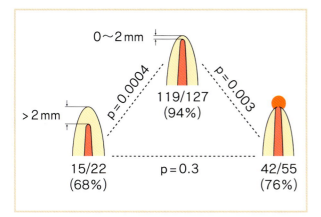

図1-1-1 感染根管未治療の歯の治療成功率と根管充填の距離の関連性．古くから根管治療の成功率と根管充填の距離の関連性が報告されているが，もっとも良い結果は根管充填が根管内にX線上で0～2mm程度に留まっている場合で，過剰充填になっていたり，過少充填になり死腔がある例では治療結果が悪いと報告されていることがほとんどである．

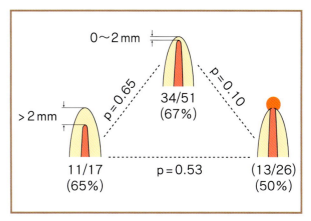

図1-1-2 再感染根管治療歯の治療成功率と根管充填の距離の関連性．感染根管治療の場合は，根管治療の成功率と根管充填の距離の関連性が顕著ではない．しかし過剰充填は良好な結果につながるとは考えにくい．

表1-1-1 歯髄・歯根状態別の成功率

	歯髄・歯根の状態	成功率
未治療	生活歯髄	96%*
	失活歯	100%*
	感染根管未治療	86%
既治療	再治療	98%*
	感染根管再治療	62%

Sjogrenの研究を術前の根管および根尖部の状態からサブグループ解析した結果．根管充填のスタンダードは関係なく分析している．既治療で根尖部にX線透過像が認められる症例の治療成功率が断然低いことがわかる．しかしながら適切に解釈すると，*で示した治療前には根尖部にX線透過像が認められないケースでは，スカンジナビアで行われている無菌的な配慮を行って治療すれば，ほとんど失敗しないことがわかる．

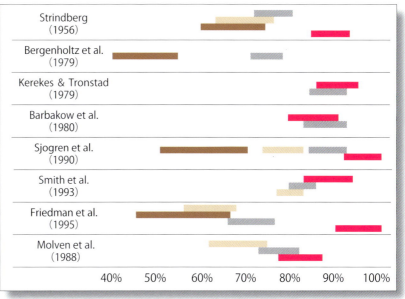

図1-1-3 根管状態別根管治療の成功率(95%信頼区間)．2001年に行った根管治療の予後に関するシステマティックレビュー[2]
■ 再感染根管治療 / ░ 感染根管治療 / ▨ 再治療 / ■ 抜髄

いうということである．

Sjögrenらの研究以外でも，筆者が過去に報告した根管治療に関する予後を分析したシステマティックレビュー[2]の中で，術前の根管の状態ごとに結果を分けて分析した研究をまとめてみると，同様のことが明らかにされる(図1-1-3)．

これらの研究をまとめると，根管治療においてもっとも重要な2つのことを結論として導き出せる．1つはスカンジナビアでは術前診断を最重要視するということであ

1章　再感染根管治療の治療成績はどうすればよくなるのか

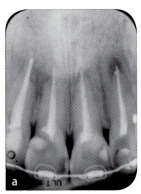 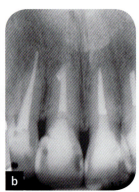 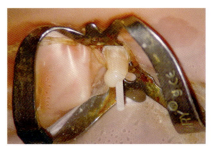

図1-1-4 a, b　長期予後
2：他院で治療されたまま14年以上経過している．ガッタパーチャは根尖から突出しているが，予後には影響していない．
1：当院での治療後14年経過．
1：治療後6年経過．
2：治療後6年経過．
いずれも適切に治療がなされると，長期的に経過が良い．

図1-1-5　コア築造ラバーダム．コア築造ラバーダム．根管充填が終了した際には根管を築造でさらに封鎖を行うが，無菌的な環境で可及的に早い時期に行い再感染を予防する．

　る．もう1つはさらに重要なことであるが，最初に治療を行う治療者，すなわち一般開業医がその歯の将来の予後をも含め，根管治療の成功の鍵を握っているということである．なぜなら，ほとんどすべての未治療の抜髄，根管治療は一般開業医が行っているからである．もしも最初に行う抜髄や根管治療で問題が発生しないような配慮をすることができたならば，再根管治療は行う必要がないのである（図1-1-4）．

　実際にスウェーデンからの報告[3]では，根管治療全体における再根管治療が占める割合は非常に少なく，7％程度と報告されていることは日本の現状から考えると驚き以外の何物でもない．さらに失活歯が1人平均1本未満であること[4,5]も，日本と比較すると6分の1となっており驚きの少なさである．

　一般開業医の根管治療に対する考え方，すなわちテクニカルスタンダードは，40年前も今もそう違いはないかもしれない．だがそこには最低でも考えてほしい2つのポイントがある．第一は，X線診査にて根尖部X線透過像が検出できないような例では，根管治療の必要性があるかどうかを十分に判断してほしいということである．検出できない場合，多くのケースでその治療必要度は低い．そして第二に，それでも治療を選択するというのであれば，予後が悪化しないように必ず無菌的な治療を実践してほしいということである．もしも徹底的な無菌治療ができない環境で臨床を行うくらいであれば，根管治療をしない方がまだ良く，そのような治療は患者にとって迷惑以外の何物でもないのである．

　たとえば，根管に新たにポストを入れたり，築造するという場合も根管治療と同様の配慮が必要である（図1-1-5）．現時点ではその歯に問題がないにも関わらず，無菌的でない根管治療を行った結果，数年後に新たな病変が現れるとなると，患者にとっても術者にとって大きなストレスとなる．また根管内が元々無菌的な状況ではなく，微妙なバランスを保っているがために根尖部に問題が発生していないような場合では，根管を解放しポストを築造する等の処置は根管内の細菌的なバランスを変える要素となりうる（図1-1-6）．

　最近では非常に熱心に根管治療に取り組んでいる歯科医が増えてきているようで頼もしい限りだ．根管治療を苦手と感じているのであれば，そういう歯科医に紹介する

1章-1　再根管治療のエビデンス

のも1つの方法である．根管治療，特に再根管治療に関しては保険診療で行えるほど簡単な治療ではない．根管治療というのは歯周病治療と並んでもっとも重要な歯科治療の1つであるが，もっとも難しい治療方法の1つだという情報を患者にも提供し，クリニック自体も保険外で診療できるような体制をとっていかない限りは，いつまでもイタチごっこの穴掘りが続く．そのようなクリニックをどのように作っていけばいいかについては，われわれの研修会でもアドバイスしているが，単にマイクロスコープを導入して保険外で治療費を請求するといった簡単なことで臨床システムをつくることはできない．患者が減るか患者の不満が増えるだけである．

●　5⏌の修復物脱離に伴う根尖部の変化

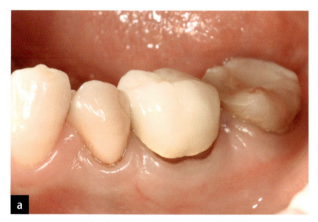

図1-1-6a　5⏌の根尖部の状態が上部の修復物のやりかえ等により変化した例．治療前の口腔内の状態．

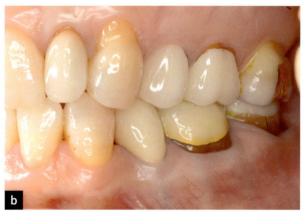

図1-1-6b　同症例治療後21年の口腔内の状態．5⏌はクラウン装着14年経過，6⏌はクラウン装着21年経過，7⏌はアンレー装着14年経過．

図1-1-6c〜f　(c)1998年6月．6⏌の感染根管治療の根管充填時．5⏌の修復物と根尖部の状態に注目．
(d)2005年1月．6⏌の感染根管の治癒は良好であるが，5⏌番の根尖部に根尖病変が発症している．なお，上部の修復物に変化があったことがわかる．
(e)2005年9月．5⏌は根尖部が封鎖していたため，6ヵ月経過を観察した後に効果が現れたことが明白になってから根管充填を行った．根管充填は3mm以上根尖からアンダーである．
(f)2019年4月．6⏌の21年後と5⏌7⏌の14年予後．
根尖から根管充填までの距離とは関係なく，いずれの歯も当院で根管治療を行った後の予後は良い（完全治癒）．

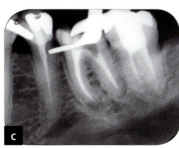
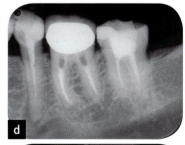
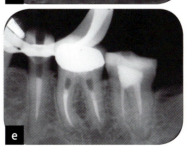
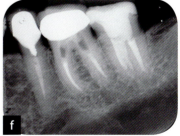

1章　再感染根管治療の治療成績はどうすればよくなるのか

1-1-2　スカンジナビアにおける再感染根管治療のエビデンス

　話を根管治療の成功率に戻そう．根管治療の予後の研究はいつの時代も必ず話題となるが，いわゆる信頼度の高い研究はコクランレビューに代表される．エンド関連の研究に限らず，本当に信頼できる研究は数編しかない．さまざまな研究結果により，スカンジナビアではより信頼性の高い情報を基に治療方法を決定するという手法を古くからとってきた．決して，新しい材料や薬剤に飛びついたりはしなかった．

　たとえば，根管治療の予後をみた研究を検索してみると，さまざまな研究が見つかるだろう．再根管治療に限定してみると，意外なほど少なくなるのだが，たとえばBergenholtzら[6]のオリジナル研究やNgら[7]のシステマティックレビューが参考になるだろう．

　2005年には筆者らのグループでも再感染根管治療に限定して，短期間ではあるがその予後の研究を多施設共同研究にて行った．2004年までに3つの歯科医院に来院した成人患者全員を対象とし，その中で再感染根管治療を行った患者全員のデータを対象

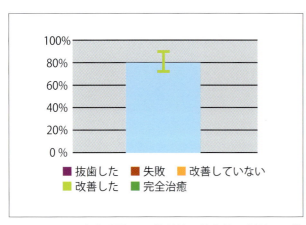

図1-1-7a　臨床所見とX線所見を総合的に判断した結果．縦軸は割合である．完全治癒例と改善した例を合わせた場合（ゆるい基準での成功率）．95％信頼区間で表現すると約70％〜88％の間に再感染根管治療の治癒率の真の値があると考えられる．

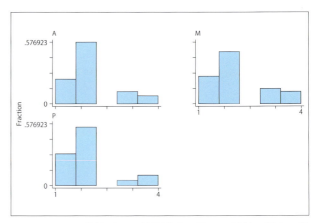

図1-1-7b　歯種別のX線的治癒の違い．縦軸は割合，横軸はX線所見から判断した治癒の状態．左から，正常，歯根膜の拡大，骨硬化像，びまん性の骨病変，明らかな骨吸収像の順．歯種別の治癒の違いは認められなかった．
A：前歯
P：小臼歯
M：大臼歯

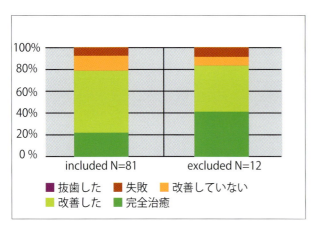

図1-1-7c　研究に含めた歯の治癒率と除外した歯の治癒率の違い．一部，感染根管と術者が判断したが，X線上では明らかにX線透過像が認められなかった例は，分析上除外したものが12例あったが，その結果も右に合わせて示した．しかし両者の違いを認めることはできなかった．

1章-1 再根管治療のエビデンス

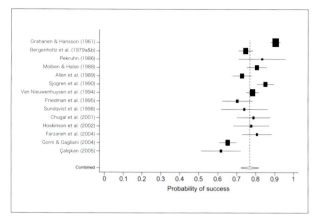

図1-1-8 Ngらのシステマティックレビュー[7]のフォーレストプロット．すべての再根管治療の成功率がまとめられているが，その結果77％と報告されている．一番下の白いひし形の中心が平均値（点推定値）．ひし形の幅が95％信頼区間を表している．

表1-1-2 根尖部X線透過像を伴う歯の根管治療成功率

根尖病変	
なし	93.5*
あり	65.7*
根尖病変の大きさ	
5 mm 未満	67.3
5 mm 以上	41.7

根尖部のX線透過像を伴っている歯の成功率は実は65.7％であることが表からわかる．すなわち77％はみせかけであり，成功率の高い感染していない根管が含まれているために計算された数値である．＊印の根尖部に病変が認められる場合と認められない場合では統計学的に有意に差があることが報告されている．

とした．根尖部の評価は臨床的およびX線的に評価したが，それらを統合して再根管治療の効果を評価した．いくつかの例は分析から除外したため，最終的には81歯についての結果を分析した．その結果，約80％のケースで根尖部の状況が改善したことが示された（図1-1-7a〜c）．この研究から，一般的に考えられていた再根管治療の成功率は徹底的な無菌治療と現在の機器の進歩により，成功率を上げることができることを示唆した．

Ngらのシステマティックレビューでは，再根管治療の成功率を77％と報告している．しかしそのシステマティックレビューでは根尖部にX線透過像があるものとないものが混在している研究がすべて含まれており，筆者が細かくデータを見て再感染根管治療と失活根管の再治療に分けて分析を行ったところ，再感染根管治療の成功率は66％，失活根管では94％となった．すなわち，Ngらの研究では再根管治療全体の成功率が77％と報告されてはいるが，実は根管に感染がない歯が調査対象に含まれる割合によって，この数値は変化するのである．ひとくちに再治療と言っても，その根尖部の診断，すなわち根管内の感染の有無によって大きく統計学的に「差がある」わけであるから，区別して考えなくてはならない．そして，少なくとも2008年までの研究では[7]，いまだ再感染根管治療の成功率は過去の研究をまとめた結果[8]とそう変わりはなく66％程度と言えよう．

このようなバックグラウンドの中，筆者らの研究グループが2012年に発表した追跡研究[9]では，約147名の患者の追跡を4年以上行った全数調査を報告した．根管治療を行った症例のうち，根尖部にX線透過像を認めない例（パート1）と，X線透過像を認める例（パート2）に分けて報告した．今回紹介するのは根尖部に明らかにX線透過像が認められた147例をまとめたパート2の研究である．

1章　再感染根管治療の治療成績はどうすればよくなるのか

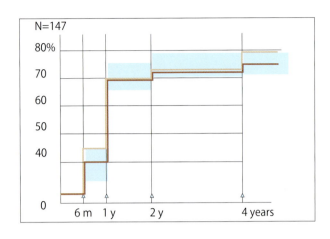

図1-1-9　根尖部のX線所見が明らかにX線透過像を伴う歯について根管治療を行い、最低4年間の経過を追跡した前向き研究．X線は治療後6ヵ月，1年，2年，4年という間隔で撮影．成功の基準はStrindbergの基準．未治療の感染根管よりも若干低い成功率であるが，約75%程度（95%信頼区間は71〜79%）と，過去に報告された研究よりも良い結果となった．

　147例のうち抜髄症例が4例，未治療の感染根管治療は26例，再感染根管治療は117例であった．これらすべてを含めた根管治療の成功率が約80%（95%信頼区間：75〜85%）であったが，そのうち，再感染根管治療は75%（95%信頼区間：71〜79%）とわずかに低い結果となっている（図1-1-9）．再感染根管治療は時代の変化に伴い，多少成功率は上がっているようであるが，未治療の感染根管治療と比較すると若干の違いがある．しかしながら統計学的にはこの両者間に有意な差は認められていない．すなわち再感染根管治療だからといって，かならずしも感染根管未治療のケースから大きくその成功率が劣るかというとそうでもない．しかしながら，われわれの研究は大部分が再感染根管治療が対象となっており，未治療の感染根管治療の成功率と同数，直接比較したわけではないので，これからの研究に期待したい．

1-1-3　なぜスカンジナビアの研究では予後が良いのか

　別のNgらの研究[7]に，一般的な根管治療の予後に関して，オリジナルの研究をシステマティックレビューしたものがある．ここではサブグループ解析も行っており，スカンジナビアやアメリカ，その他の世界からの根管治療の成功率が区別して報告されている．その中でも重み付け平均と呼ばれる数値のみを書き出してみると，表1-1-3のようになり，平均値的にはスカンジナビアからの予後の研究の数値が良いことがわかる．ところが，非常におもしろいことに年代別の成功率もサブグループ解析されており，なんと2000年代の研究では平均成功率が68%となり，1960年以前とほぼ同じとなっている．さまざまな研究がレビューされてまとめられているのだが，その結果が合理的な手法で行われているのかどうか，果たしてその結果が正しいのか，研究を読まれる読者によってその解釈が変わるのかもしれない．間違いないのは，そういう結果になったという事実である．

　もう少しデータを見ると，さらに興味深いことに気づくだろう．表1-1-4には，どのような基準で成功率が計算されたかがまとめてある．スカンジナビアの研究では，ほとんどの研究（12/15=80%）が厳しいX線の基準を用いて成功かどうかの判断として

1章-1 再根管治療のエビデンス

いる．歴史的にスカンジナビアでは Strindberg[8]の「厳しい基準」により，そこに疾患があるかどうかを判断することにしていたため，これは当然であろう．驚くべきはアメリカ・カナダの研究である．その地域からの研究では多くの研究(20/29＝69％)において成功を「緩い基準」で判断している．すなわち術前より良ければそれでいいという体質が7割を占めているのである．もちろんそうではない考えの研究者もいるのであるが，スカンジナビアの考え方はより厳しい基準に則っていると言えよう．

そしてその厳しい基準での成功率がスカンジナビアからの報告の方が成功率として高いということである．もちろんこの両者を直接比較したわけではないし，それよりも根尖部の状態等の他の因子の方が重要であるため，解釈に気をつける必要がある．もっとも重要な因子は治療前に根尖部にX線透過像があるかどうかである．Ngらは2011年に根管治療の予後を見た前向き研究[11]を発表したが，その中で，未治療の根管治療と再根管治療とでその予後が変わらないようなデータが示されているが，これもそのような分け方が，あまり重要ではないことを示している(図1-1-5)．統計学的に明らかに重要な因子は根尖部の状態であることをはっきりと示しているからである(図1-1-6)．すなわち再根管治療群中に根尖病変を伴わない例が多ければ，その群の成功率は上がり，見かけ上，未治療の感染根管治療と「差があるとは言えない」状態になってしまうのである．このように成功率を議論する際にはベースライン時の治療前の状態がどうかを必ず頭に入れて議論しなければ，何の意味もない．先にご紹介した

表1-1-3　根管治療の成功率

Year of publication	根管治療の成功(%)
1960年以前	68.2
1960年代	79.7
1970年代	79
1980年代	74.8
1990年代	76.9
2000年代	68
Geographic location	
USA or Canada	74.1
Scandinavian country	80.5
Other country	71.2

根管治療の成功率のシステマティックレビューをサブグループ解析したもの．年代別に分けたものでは，根管治療の成功率が1960年以前と2000年以降が同じ程度となっている．また地域別の成功率ではスカンジナビアが厳しい基準でも高い成功率を示している．しかしながら，サブグループ解析はその解釈に注意が必要である．また，この成功率は未治療の根管を治療した場合のレビューであることを忘れてはならない．

表1-1-4　地域別の根管治療の成功基準

	研究数	
	厳しい基準	緩い基準
アメリカ・カナダ	9	20
スカンジナビア	12	3
その他の国	19	15

根管治療の予後を見た研究にはスカンジナビアからは「厳しい基準」で報告しているものが多いが，アメリカやカナダからの研究には「ゆるい基準」で報告しているものが多い．したがって，ただ単純に成功率の数字を見ても参考にならない．X線における厳しい基準は Strindberg の基準になっており，X線上で正常な歯根膜腔が認められることなので，完全に治癒したことを表す．一方「ゆるい基準」は治療前の状態よりもX線上で改善していることを示す．

1章 再感染根管治療の治療成績はどうすればよくなるのか

われわれの研究グループの結果も未治療の感染根管治療と再感染根管治療の群には両者の対象者数に大きな隔たりがあるため,「差があるとは言えない」結果になっている.

いずれにしても,研究上ではスカンジナビアの研究の方が完全成功率が高いが,文献の方法論をよく読んでみると,その答えが書かれてある.多くのアメリカ・カナダの研究では非常に合理的に治療が行われており,根管治療は2回法(2回目に根管充填)で行われていることが多いのである.ところが,スカンジナビアの研究において,Bystrom ら[10~12]の研究を筆頭に細菌検査を臨床に取り入れている研究では2回法を用いていない.たとえばイエテボリからの再根管治療の研究を行った Molander ら[13, 14]の研究では,少なくとも細菌検査にエラーが起こらないようにするためには根管内を空にしてから検査を行うため,最低でも3回は治療回数がかかる.Bystrom の研究では根管治療のために患者が5回以上来院している.感染根管の場合,根管内の細菌を減らし無菌状態にするのは1回の治療では不可能であると古くから考えられてきた.

この違いは,スカンジナビアでは可及的に感染を除去することを目標に治療が進められているのに対し,アメリカでは合理的に非外科的治療を行い,治癒していないものは後に外科処置を行うというスタンスに思えてならない.すなわち治療のゴール設定の違いが根管治療の成功率の「差」になって現れている可能性を否めない.普通,無菌的配慮を行った治療方法であれば,回数を重ねて治療をすれば,手が届かなかった部分にも届く可能性が出てくるであろう.再根管治療は既に根管充填されていることから,そのガッタパーチャを取り除くという操作にかなり多大な時間を割かないといけないことが多いため,2回法という限られた時間の中で高い成功率を上げることは至難の技に近いと思われる.

表1-1-5 Ng らの前向き研究をサブグループ解析した結果

根管治療	
未治療根管	86.9
再治療	84.6

これらの中にX線透過像を伴うものと伴わないものが,どの程度の割合で含まれているのか不明であるため,この数字自体に重要な意味があるとはいえないと私たちは解釈する.

表1-1-6 Ng らによるサブグループ解析結果

歯髄の状態	
失活	80.6
生活	90.7
術前の根尖部の状態	$P < 0.0001$ **
正常な歯根膜腔	92.5
歯根膜腔の拡大	87
根尖病変	75.6
根尖病変のサイズ	
< 5 mm	85.7
>= 5 mm	66.9

図1-1-5と同じ文献のデータであるが,サブグループ解析した結果がこのように報告されている.

1章-1 再根管治療のエビデンス

参考文献

1. Sjogren U, Hagglund B, Sundqvist G, Wing K. Factors affecting the long-term results of endodontic treatment. J Endod 1990 ;16(10):498-504.

2. 宮下裕志. 科学に基づく歯内療法への方向転換 根管治療の予後3. 歯界展望 2001; 97(5):1023-1028.

3. Wigsten E, Jonasson P; EndoReCo, Kvist T. Indications for root canal treatment in a Swedish county dental service: patient- and tooth-specific characteristics. Int Endod J 2019 ;52(2):158-168.

4. Eckerbom M, Andersson JE, Magnusson T. A longitudinal study of changes in frequency and technical standard of endodontic treatment in a Swedish population. Endod Dent Traumatol 1989 ;5(1):27-31.

5. Odesjö B, Helldén L, Salonen L, Langeland K. Prevalence of previous endodontic treatment, technical standard and occurrence of periapical lesions in a randomly selected adult, general population. Endod Dent Traumatol 1990 ;6(6):265-272.

6. Bergenholtz G, Lekholm U, Milthon R, Heden G, Odesjö B, Engström B. Retreatment of endodontic fillings. Scand J Dent Res 1979 ;87(3):217-224.

7. Ng YL, Mann V, Gulabivala K. Outcome of secondary root canal treatment: a systematic review of the literature. Int Endod J 2008 ;41(12):1026-1046.

8. Strindberg L. The dependence of the results of pulp therapy on certain factors. An analytic study based on radiographic and clinical follow-up examinations. Acta Odontol Scand 1956;14: 1-177.

9. 宮下裕志，立山勝利，今井照雄，岩田照禎. 開業医における非外科的根管治療の成功率　パート2　術前に根尖部レントゲン透過像が認められる場合. 日本歯内療法学会学術大会プログラム・抄録集 2012;33:43.

10. Byström A, Sundqvist G. Bacteriologic evaluation of the efficacy of mechanical root canal instrumentation in endodontic therapy. Scand J Dent Res 1981 ;89(4):321-8.

11. Byström A, Sundqvist G. Bacteriologic evaluation of the effect of 0.5 percent sodium hypochlorite in endodontic therapy. Oral Surg Oral Med Oral Pathol 1983 ;55(3):307-12.

12. Bystrom A, Sundqvist G. The antibacterial action of sodium hypochlorite and EDTA in 60 cases of endodontic therapy. Int Endod J 1985 ;18(1):35-40.

13. Molander A, Reit C, Dahlén G, Kvist T. Microbiological status of root-filled teeth with apical periodontitis. Int Endod J 1998 ;31(1):1-7.

14. Dahlén G, Samuelsson W, Molander A, Reit C. Identification and antimicrobial susceptibility of enterococci isolated from the root canal. Oral Microbiol Immunol 2000 ;15(5):309-12.

1章 再感染根管治療の成績はどうすれば良くなるのか

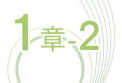

1章-2 再根管治療における問題点

1-2-1 意思決定における問題点

再根管治療を未治療の根管治療と比較した際の違いを大別すると1つは意思決定における問題点と，もう1つは治療自体の問題点に分けることができる（**表1-2-1**）．これは，未治療の根管治療と同じに考えてはいけないことを表している．しかしながら，「一般的に未治療根管の治療も再根管治療も同じであると考えられていること」に実は大きな問題があるのである．再根管治療は未治療の根管治療とはまったく異なるプロセスを経て治療の決断となるであろうし，治療中もかなり難易度は高くなる．これらをステップに分けて考えていこう．

表1-2-1 再感染根管治療における問題点

問題点		問題となる理由	具体的な問題	対応
意思決定における問題点	1.診断学上の意思決定における問題点	未治療の場合と比較して根尖部の診断が難しい	根尖部透過像の検出の問題	根尖撮影/CBCT
			透過像が疾患なのかの問題	痛み/症状/時間
	2.治療学上の意思決定における問題点	未治療の場合と比較して治療必要度の程度や治療方法の選択に難しさがある	治療必要度の程度	修復/疾患/治癒/時間/治療費/リスク/価値観
			治療方法の選択	抜歯/外科/非外科
治療自体における問題点	3.機械的治療上の問題点	再治療はクラウン，ポストコア，ガッタパーチャ等の障害物を取り除く難しさがある	障害物除去の問題	クラウン/ポスト/コア/クラック/破折
			根管変移，特殊事情	クラック/破折/穿孔/根管変移
	4.生物学的治療上の問題点	再治療は最初の治療で生き残った強い細菌が存在している可能性がある	細菌叢の問題	ガッタパーチャ/バイオフィルム
			細菌種の問題	偏性嫌気性菌

1章-2　再根管治療における問題点

診断学上の意思決定における問題点

　意思決定における問題点は診断学上の意思決定における問題点と，治療学上の意思決定における問題点に分けられる．

　さらに診断学上の意思決定における問題点にも2つあるのだが，まず1つは病態の検出の問題である．

　根管治療が行われた歯は世界の平均では残存歯数の約10％，日本では20％におよぶ（表1-2-2）[1,2]．さらにスウェーデンでは30年前の時点ですでに9％程度である（図1-2-1）[3]．

　これまでの根管治療に関する研究は，口腔内根尖撮影のX線を用いて評価されてきた．しかし近年になってCBCT撮影が行われることが増えたことから，根尖部の評価をCBCTで行う研究も増えてきた．その結果，根尖撮影法時よりもX線透過像を伴った歯の割合が増えてしまうこととなった（表1-2-3〜5）[4,5]．しかしながら，疾患

表1-2-2　Pakら[1]によるシステマティックレビューおよびTsuneishiら[2]による横断研究の比較

文献（RCT）	Pak et al. 2012	Tsuneishi et al. 2005
範囲	世界	日本
根管治療された歯の割合	10%	20%

左はPakらによるシステマティックレビュー．右はTsuneishiらによる横断研究．若干対象者が異なるため，厳密的に言うと直接的な比較はすべきではないが，日本の疫学調査を見つけることができなかったため，この研究を引用している．これによると，日本では根管治療をされた歯の割合が世界の2倍程度であることが想像できる．

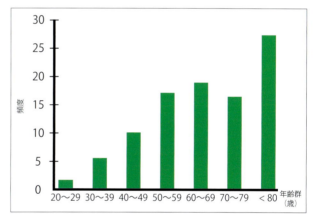

図1-2-1　スウェーデンで根管治療が行われた歯．17430歯中，1492（8.6％）歯．

表1-2-3　歯が根尖部X線透過像を伴う割合

	すべての歯のうち根尖部X線透過像を伴う割合（％）	根管治療された歯が根尖部X線透過像を伴う割合（％）
世界	5	36
日本	10	40

根管治療された歯には根尖部X線透過像を伴う歯が約4割あることが，全世界的に示されている．日本は根尖部X線透過像を伴う割合が世界の2倍ある病変の倉庫である．

1章　再感染根管治療の成績はどうすれば良くなるのか

表1-2-4　根管治療がなされている歯の根尖部に認められるX線透過像の割合

	根尖撮影法	CBCT
根尖部透過像あり	40% →	61%
根尖部透過像なし	60%	39%

同じ歯でも撮影方法が根尖撮影からCBCTに変わると，根尖側透過像の割合は増えてしまう．

表1-2-5　根尖部X線透過像認識率[6]

撮影方法	認識率
根尖撮影	5.7%
デジタル	7.7%
CBCT	18.7%

X線の撮影方法の違いにより，透過像の認められる割合が変わる．CBCTで撮影すると，もっとも高い確率でX線透過像が認められる．

のカットオフポイントを「CBCTを用いた画像診査で透過像が認められること」を基準に設定するかどうかは疑問が残り，現在のところは臨床的な根尖撮影X線画像で十分であると考えられている[6]．そして，どうしても撮影すべき問題がある場合に限ってCBCT撮影が行われるべきであるというのが，世界的な見解である[7]．そうしないと，ほとんどの根管治療は再治療が必要という判断になるかもしれない．

Brynolf[8]は遺体の根管治療済みの歯の根尖部についてX線および組織的に評価を行った結果，ほぼすべてのケースで完全には治癒していないことを報告している．このようにあまりにも小さな疾患を検出できる程度にカットオフポイントを下げすぎると，「臨床的に意味をなさない」ことも理解できるだろう．

このことはう蝕の分野でたとえると，「どんな小さなう蝕病変も発見し，それを削って治療をする」というスタンスで臨床を行っていることと同じであり，現代の歯科臨床の流れに大きく反する．

根尖撮影法で見えないものをCBCT撮影で発見できたからといって，それが臨床的にどのような意味があるのかは，まだ統一見解はない．1つの考え方としては，もしかしたら，そのような小さなX線透過像は年月が経過することで治癒に向かっていくのかもしれないとも考えられる．

1章-2　再根管治療における問題点

　　診断学上の意思決定における問題点の2つ目は「検出されたX線透過像が疾患を意味するか」どうかである．日本では世界的平均値よりも高い確率で失活歯が存在しており，その40%は根尖部にX線透過像を伴っているといわれていることは先に述べた．そこに臨床症状を伴っている場合は，疾患が存在すると言っていいかもしれない．しかし根管治療がなされている歯の根尖部の変化はX線所見から偶然発見されることが多く，そのほとんどが臨床症状を伴っていない．それどころか，根管治療を行ったばかりの場合は，X線透過像は時間とともに消失してゆく可能性がある．したがって，X線透過像は必ずしも疾患の存在を表すわけではなく，治療後経過年数によっては，それが根尖病変かどうか，不確かな要素が存在する．

　　X線透過像が疾患であるかどうかを判断する1つの方法は，時間的要素を考慮した診断を行うことである．未治療の感染根管であろうが，再感染根管治療であろうが，その治癒には数年，一般的には4年かかると言われている．したがって，1つの基準として過去の治療が4年以上前に行われているかどうかを患者に聞くことが重要なポイントである．さらにStrindberg[9]の10年経過観察研究では，4年経過後もさらに数%は治癒に向かっていることを示している．すなわち，大まかには4年で治癒するといわれている根管治療済みの歯だが，目の前の患者の根尖部X線透過像が本当にこれ以上改善しない透過像かどうかの判断には不確かさが常につきまとうのである．

治療学上の意思決定における問題点

　　再根管治療においては治療学上の意思決定における問題点もあり，それもまた2つに分けて考えることができる．1つは治療必要度の観点から，もう1つは治療方法選択の観点からである．

　　治療必要度には，今現在疾患があるのかという問題以外に，治療を行うことで治癒していくのかという問題が関わる．たとえば，もしも再根管治療の成功率が1%程度であったならば，治療を行ってもまず治癒しないわけで，治療の必要度はなくなる．前述したように一般的には，再根管治療の成功率は60%程度と言われていた．そしてごく最近に発表されたシステマティックレビューでも66%と示されている．これは一般開業医による成功率ではない．それは専門医たちの努力の結果である．現在までにさまざまな器具や機器，薬剤などの進歩があり，少しずつではあるが，その成功率は上がってきているように思われる．しかしながら後述するように，治療自体の難しさがあるために，再根管治療の成功率は低いままである．いくつかの研究から一般開業医の根管治療の成功率は，より低いと解釈されている[10]．そのような低い成功率で，かつ時間がかかるのみならず，すでに装着されているクラウンを外して再治療していく場合は根管治療の費用のみならず，補綴修復の費用もかかる．これは患者のみ

1章　再感染根管治療の成績はどうすれば良くなるのか

ならず術者にとっても勇気がいることである．さらにはメタルコアが装着されていたり，予想外の特殊事情が見つかることもある．時間対効果性，費用対効果性，そしてリスクについても理解されていないと（図1-2-2および表1-2-6），医療問題が発生した際には非常に厄介な事態になりかねない．少なくとも患者の同意が取れていることが必要である．

　このように再感染根管治療の場合は，抜髄や未治療の感染根管ほどは症状がないことが多いため，患者自身の感じる治療必要度が術者の考える治療必要度よりも低いことも1つ問題となる．逆に現時点では臨床症状がない場合であっても，その歯の補綴修復治療が必要な場合は，将来のリスクを説明したうえで再感染根管治療へ進む可能性は非常に高い．

　一方，多大な費用をかけて補綴治療を受けた歯に問題が見つかった場合は，当然ながら患者は再治療に大きな抵抗を示すであろう．そのような場合は，通常の根管治療では補綴物を外して治療することが普通になっているため，補綴治療自体には問題が

表1-2-6　医療従事者-患者関係の4つのタイプ

医療従事者-患者関係	具体的な内容
パターナリステックな関係	医師が患者にとって最善だと考える治療法を患者に強く勧めて同意を得る
専門家としての情報提供，支援的な関係	医師は患者の意思決定に必要な情報をすべて説明し，専門家として自分の意見，考えを示唆して患者の合理的な選択を支援する
パートナー的な関係	医師は患者の意思決定に必要な情報をすべて説明し，患者の価値観などにあった治療方法を選ぶ手助けをする
決断を患者に任せる関係	医師は患者の意見決定に必要な情報をすべて説明し，後の決断はすべて患者に任せる

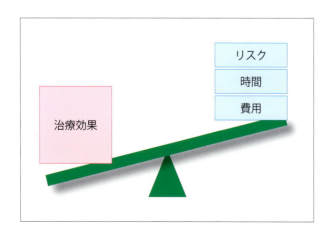

図1-2-2　治療効果が費用や時間やリスクを超えてまで患者にとっては利益があると考えられる場合には，治療を選択される可能性がある．

1章-2　再根管治療における問題点

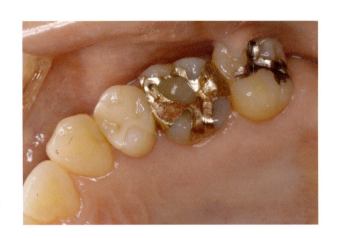

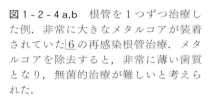

図1-2-3　補綴物を外さずに治療した例．｜6は他院にてゴールドインレーを装着しているが，歯髄に問題が起こり，感染した状態で来院した．問題があるのは根管のみであったため，インレーが取れないようなアクセスで治療を行った．

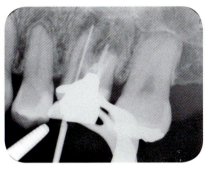
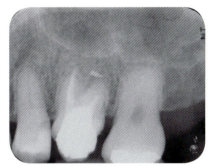

図1-2-4a,b　根管を1つずつ治療した例．非常に大きなメタルコアが装着されていた｜6の再感染根管治療．メタルコアを除去すると，非常に薄い歯質となり，無菌的治療が難しいと考えられた．

　ない場合であっても補綴治療までもが再治療になってしまい，費用対効果が非常に悪い．それどころか，その補綴物は本来，何も悪くない程度の治療が行われている場合もあるかもしれない．それを術者側が配慮して治療することは非常に重要である（図1-2-3）．

　もう1つの問題は治療方法の選択に関するものである．根管治療と言えば非外科治療と相場は決まっていた．そこに最近では外科的な治療がオプションとして選ばれるようになった．さらにマイクロスコープを利用することで，クラウンを外さずに適切に非外科的根管治療が行える可能性が増えてきた．もちろん補綴物を外さずに治療ができるかどうかの診断が必要となる．運良く可能となっても，後々補綴物がリーケージを起こしたり，コアごと脱離したり，セラミックの場合は破折したりとさまざまな問題が発生する可能性がある．根管治療は細菌との戦いであるから，リーケージが起こらない配慮がもっとも重要である．ところが残根しか残っていない大臼歯に隔壁を作成しても隔壁の維持がなく，隔壁自体を十分乾燥できる環境で作成していない場合は隔壁自体が脱離することさえもある．筆者はさまざまな失敗を経験しながら，残根に対しての根管治療の手法をいくつか編み出した．

　たとえば，根管に維持がある築造の場合はその維持を保持したまま，同歯内の他の根管治療を行い，そこに維持を作成した上で，存在していたポストを除去するという順番で，時間と手間はかかるものの確実な無菌治療を行う方法もある（図1-2-4）．しかし前歯では，そのような方法が使えない．そこで技工士に依頼して，根管治療ができるような穴あきのメタルポストをゴールドを用いて作成した（図1-2-4，｜1）．こ

1章　再感染根管治療の成績はどうすれば良くなるのか

● **穴開きメタルポストコアを作成し，穴から根管治療を行った⌊1症例（図1-2-4）**

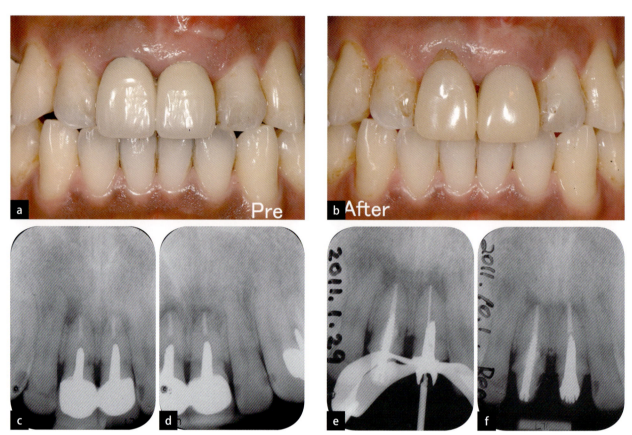

図1-2-4　穴あきメタルポストコアの例．
(a)術前正面観．(b)術後正面観．(c)(d)2009年時点のデンタルX線写真．(e)(f)2011年時点のデンタルX線写真．
⌊1：メタルボンドを除去し，メタルコアを削合．長いピンを入れて，補綴は仮歯で行う．
⌊1：メタルコアを製作後，根管治療．メタルピンで維持，補綴は仮歯の状態．

　れは前歯部のアンテリアガイダンスが強いケースでは特に有効で，それまで単なるレジンの隔壁では外れてしまうことがあり困っていたが，ポストが外れることがなくなった．ただし，この穴あきメタルポストは元々メタルコアが太く入っているような例では有効であったが，もしも元々のメタルポストコアが細い場合は，技工操作が非常に難しくなり，穴あきポストは作成困難である．
　補綴修復された歯を壊さずに再感染根管治療を行う方法に外科的根管治療もある．外科治療の適応は注意すべき点があり，感染している根管が頬側に限られているという点である．単根管の場合は可能となるが，問題はどこに感染があり，そこにアクセスできるかどうかを常に考える必要がある．詳しくは次の「機械的治療上の問題点」にて記述するが，決して根尖部のみを除去したら解決するとは限らないのである．
　実は，われわれは外科的根管治療を第一選択とはしていないのではあるが，近年，イエテボリでは治療費用，時間的観点から外科的治療を望まれる患者さんが増えてきている．これも患者にとっても術者にとっても利益があるかどうかを，いわゆるユーティリティーセオリーに則って判断する点はイエテボリ流である．

1章-2　再根管治療における問題点

　今から行うその治療が本当に患者利益になるかどうかを考えて臨床的なカットオフポイントを決め，それに従い治療の決定を決断すると歯科医療が素晴らしいものになると私達は考えている．それには「診断とは何か」を十分に理解できるまで「診断学」を学ぶ必要がある．

　ここでは細かくは述べないが，以上のようなことを達成しようとすると，患者への医療面接が優れていることが重要で，さらに患者の価値観をどのような方法で聞くかのテクニックが必要となる（図1-2-5）．さらには，患者術者関係がどうかということが最終的にはデシジョンメイキングを決定するため，そのスタンスをどこに持っていくのかで患者満足度は変わってくるのではないだろうか．このように再根管治療においては，その治療自体の技術云々の前に「治療必要度」という非常に大きな壁が立ちはだかっており，臨床ではそれを常にクリアしないと，治療に進めない．

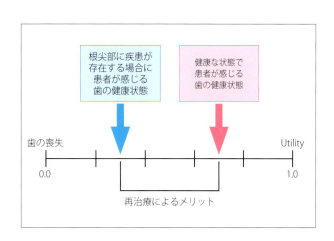

図1-2-5　健康な状態と根尖部に疾患が存在する場合の患者の感じる歯の健康状態を客観的に知ることが重要[11]．2つの異なる状況を患者の主観で聞くことにより，治療に関する期待度，価値観を知るための手法[11]

1-2-2 治療自体における問題点

機械的治療上の問題点

　当然ながら，再根管治療を必要とする例はすでに根管治療が行われており，その結果として根管に感染が取り残されているか，感染が引き起こされたかのどちらかである．いずれにしても，どこに感染があるのかの診断が重要で，一見すると根管充填が十分に行われているように見える歯でも未治療の根管が見逃されており，そこに感染がある場合や，根尖まで十分治療されておらず，根尖部に感染がある場合，根管内に死腔が存在し，そこに細菌感染が残存している場合等が考えられる．わずかな確率で根管外感染もありうる[12～15]が，それは現在の臨床的診断方法からは決定できないし，いきなり安易に外科的根管治療を考えるべきではないだろう．それなりに勝算がある場合には第一選択でも構わない．

　このような感染の存在しているであろう部位を予測し，その感染が取れるかどうかまで診断することが，治療方法を決定する助けとなる．そして，再感染根管治療の場

1章　再感染根管治療の成績はどうすれば良くなるのか

合は様々な理由で，その感染が存在するであろう部位へのアクセスを障害しているものが存在する．

　たとえば外科的な根尖部へのアクセスと言っても，大臼歯では舌側，口蓋側の根尖にはアプローチさえできないことが多い．また小臼歯でも同様である．しかも感染は通常根管内に存在するのが常であるから，根管にアクセスできるかどうかの診断も必要である．そして万が一の事も考えて，ポスト部までの感染を除去するというスタンスがスカンジナビアの考え方である．そこまでやれば，治癒しない例は歯根破折のような特殊事情がある例のみになるはずである．

　たとえば図1-2-6は外科的な根管治療を行った例ではあるが，感染が非外科的に治療している根管のさらに先の根管内に残存していると診断した．しかしその部分はかなり弯曲しており，非外科的な治療でのアクセスは筆者には不安であったため，確実にアクセスできる外科的な治療を行い，弯曲している根部分を削除した．さらに残存しているガッタパーチャ等はすべて取り除き，ポストの存在する位置まで洗浄し，ガッタパーチャとシーラーで根管充填している．すなわち通常と同じような根管治療を外科で行うという違いがあるだけである．このような治療をイエテボリでは外科的根管治療と呼んでいる[15]．一般的に行われる，根尖部を3mm削除し，根管を3mm程度ガッタパーチャを取り除きMTAなどの材料で充填するという外科処置とは，コンセプトが異なるのである．したがって，外科治療を行う場合も根管内の感染を可及的に除去するということが重要である．

　根管への非外科的なアクセスは根管上部にクラウンやメタルコア等が存在する場

● 外科的根管治療を治療の選択とした例（左右上顎側切歯）（図1-2-6）

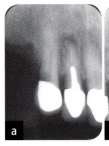 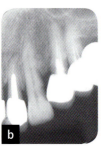 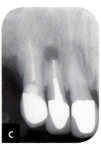 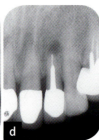

図1-2-6 a,b　初診時．う蝕リスクの非常に高い50代女性．2|はフィステルを伴って来院した．2|2には根尖部に透過像を認めた．根は弯曲し，そこで根管治療が止まっているようにみえる．左側には臨床症状はなかったが同時に治療を希望された．

図1-2-6 a,b　外科的根管治療直後．根尖部からポストまで(約4〜5mm)の外科的根管治療を行った．根管内はシーラーとガッタパーチャで根管充填を行った．

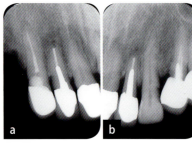 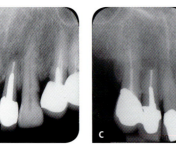 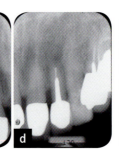

図1-2-6 c,d　1.5年後のフォローアップ時．根尖部はすでに正常な歯根膜腔が認められる．若干骨の石灰化していない部分が黒く点状に認められるが，歯根とは離れている．

図1-2-6 c,d　7年後のフォローアップ時．根尖部の状況は問題なく，完全に正常な状態を示している．

1章-2　再根管治療における問題点

合は，さらに難易度が高くなる．それらの障害物は治療方法の選択にも大きく影響し，それらを除去するのか削合していくのかは，取り除いた場合と削合した場合で無菌治療が無理なく行えるかどうかで筆者は決定している．ただし感染が大きく治癒が思わしくない場合は，クラウン，コア，ポストのすべてを除去し，一から始めることもある．

● 他院にて根管治療後1年で感染が広がった 3| 症例（図1-2-7）

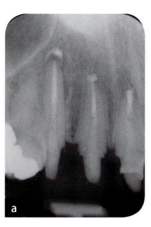
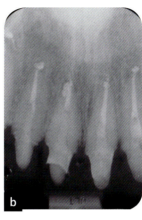
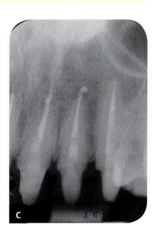

図1-2-7 a〜c　他院で根管治療後1年の根尖部の状態．転院されてきたが，まだ日が浅く，根尖部の疾患が存在するかどうかが不確かである．しかしながら，3|は根中央部に細長くX線透過像が確認できることから，歯根破折の疑いもある．

● 他院にて根管治療後1年で臨床症状を伴い来院した |7 症例（図1-2-8）

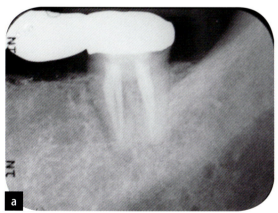

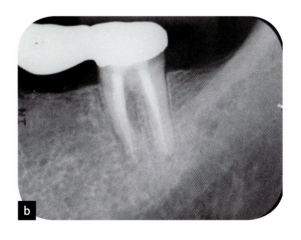

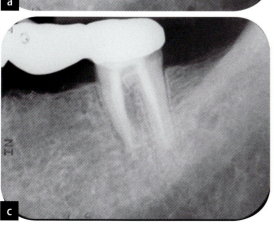

図1-2-8 a〜c　他院で根管治療後1年の根尖部の状態．ブリッジの上部から根管治療が行なわれたようであるが，遠心部にリーケージが認められる．また，近心根には歯根膜腔の拡大が認められるが，根尖部には明白な根尖病変のようにはみえない．この歯は近心根が歯根破折していた．

1章　再感染根管治療の成績はどうすれば良くなるのか

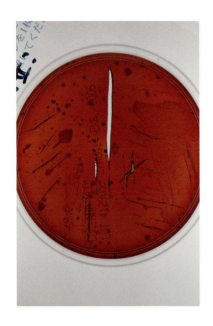

図1-2-9　典型的な歯根破折のケースの細菌検査結果．左半分が治療前，右半分が治療後．
治療前と治療後がほとんど変わらない．細菌数が多く，汚い特徴がある．

● 根管治療直後に違和感をともなっていた症例（図1-2-10）

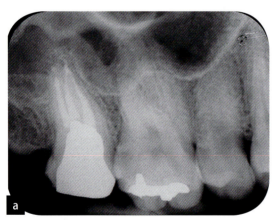
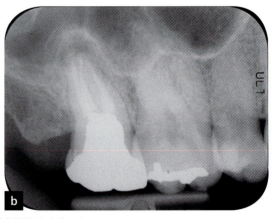

図1-2-10 a,b　(a)他院で根管治療後1年の根尖部の状態．(b)根管治療後4年．
若干違和感を伴っていたが，経過観察した結果，4年後にははっきりと腫脹してきた．この例はクラックが見つかった．患者はブラキサーであった．

　大抵の再感染根管治療では最初の1回の治療で腫張やフィステルは消えるものである．それが全く変化ないとなると，おそらく感染部が全く取れていないか，リーケージや歯根破折等で再感染しているかと考えられる（図1-2-7〜10）．
　もっとも多く遭遇するトラブルは治療が行なわれているように見えて，未治療の根管が隠れている場合である（図1-2-11）．典型的な例は，たとえば上顎大臼歯ならば近心頬側第二根管であるが，大抵の大臼歯は4根管存在しているため，まずそういった未治療の根管がないかどうかを確認することである．過去に大きなう蝕があり抜髄になったケースなどでは歯髄腔が狭窄しており，根管が見つかりにくくなっているため（図1-2-12），マイクロスコープや拡大鏡があった方がわかりやすい．前歯部や小臼歯部の場合も同様で，舌側根管が見逃されている例も少なくない．これは通常の根管治療の際のアクセスが舌側からのアプローチになっていることが理由と考えられる．

1章-2　再根管治療における問題点

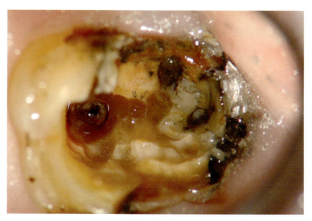

図1-2-11　クラウンとコアを除去した状態．この歯には太いメタルコアが入っていたため，根管にアクセスするため除去したが，逆に無菌治療が難しくなった．

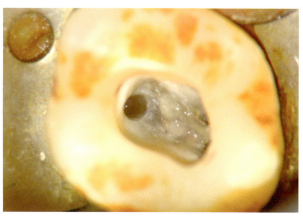

図1-2-12　歯髄狭窄の例．最後の1かけらまで，歯髄腔が狭窄している（ほぼ歯髄腔は1mmもない）．治療2日目だが，まだ近心頬側根管，近心第二根管，遠心頬側根管は見つかっていない．

　目的もなくX線撮影を行うと，X線透過像が検出されることが多いため，つい短絡的に「再根管治療は必要」と考えてしまいがちだが，「診断学上の意思決定」にて述べた根尖部の診断のみならず他の因子が優先されることがある．歯周病や歯質の厚みの問題の方が重要である．当然のように思えるだろうが，「その歯は保存できるのか」をまず問うのが先決である．後々の歯質破折のリスクをもご理解された上で再治療に臨むのかどうかである．特にメタルボンドやセラミックで修復された歯は頬側の歯質をかなり削合されており，頬側根管へアクセスすると歯質がなくなり，隔壁を作成しないと無菌的な治療が行えなくなる場合が多いことを前もって理解しておこう．特に，根管が弯曲しているケースでは近心頬側の歯質を削合しないとストレートラインアクセスが得られず，結果的に前医と同じような根管形成しかできなくなる．それどころか，実際には取れたように思えたガッタパーチャも大抵は内側に残存し，その奥のバイオフィルムに触ることさえもできないことがほとんどであろう．このような機械的な問題が存在する．

　根管の弯曲，根管の狭窄に気づき，その際にはどうアクセスすべきかを柔軟に考えることが必要となるのだ．形成済み根管には高い確率でレッジも形成されており，それを修復しながら根管を形成していくのは非常に難易度が高い治療である．

1章　再感染根管治療の成績はどうすれば良くなるのか

生物学的治療上の問題点

　何度も書かせていただいたが，今自分自身が診察している歯の感染はどの歯にあり，さらにどの根管にあるのか，そしてその感染はその根管のどこにあるのかを問うことが重要である．場合によっては，根尖孔とは思えないような位置にX線透過像が認められたり，細長くX線透過像が認められる場合がある．そのような場合は側枝の感染も考えられなくはないが，根管治療に伴う特殊事情が併発している可能性を示唆する．いわゆる歯根破折やクラック，そしてパーフォレーションである（図1-2-13）．このような可能性を前もって患者に伝えておくべきだろう．

　もっとも重要な自身への問いかけは自分の治療で「その感染は取り除くことができるのか」である．その答えが「Yes」ならば，治療に進めば良いし，「自分では不可能」であれば，治療すべきではない．おそらくエンドに興味を持って熱心に治療されている先生方が近くに1人くらいはいるだろう．そのような先生にお願いするのも1つの判断である．「取り組んでみたい」場合は患者にそれで良いかどうかを聞いてみる必要がある．なぜならば，再感染根管治療は上記のように機械的な観点から通常の感染根管とは異なるため，根管の解剖に精通しており，少なくとも前医の解決できなかった問題を解決できる能力が必要であるからである．

　さらに「その感染は未治療根管と異なる」のである．研究によれば，再感染根管治療中に検出される細菌叢は，通常の未治療の感染根管から検出される細菌と異なることが示唆されている[16〜18]（図1-2-14）．スカンジナビアでは1920年頃から根管治療には水酸化カルシウムが貼薬剤として使用されてきた．したがって，根管治療の失敗は，水酸化カルシウムに対し抵抗性を示す細菌群が存在するのでは無いかという仮説がすでに1990年代には立てられており，様々な細菌学的研究が行われてきた[19〜21]．根管内から検出される細菌（Escherichia coli, Proteus vulgaris, Enterobacter aerogenes & Pseudomonas aeruginosa, some enterococci Fungi）は水酸化カルシウムが有効ではない[22]．なぜならば，彼らは高アルカリ環境でも生存できる能力を持っていると考えら

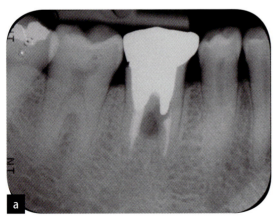 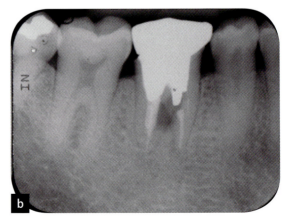

図1-2-13 a,b　大きなX線透過像を伴う[6]．違和感を伴っており，患者は治療を希望したが抜歯となるのではないかという不安も感じていた．

1章-2　再根管治療における問題点

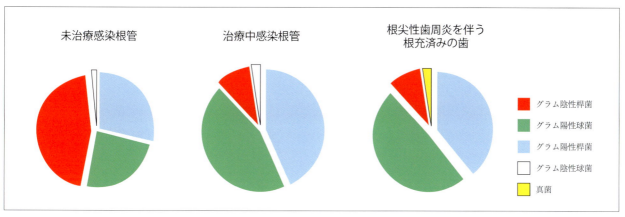

図1-2-14　未治療の感染根管と再感染根管から検出される細菌の種類の違い．未治療の感染根管では，グラム陰性桿菌が優位を占めているのに対し，再感染根管治療の場合は，グラム陽性球菌やグラム陽性桿菌が多い．

れているからである．イエテボリでは1990年代からすでにこのような問題点を如何に解決するかという研究を行っており，1つの方法が根管洗浄や根管貼薬としてヨードを用いるという手法である．未だ現在の根管治療薬の有効性が完全に解決されたわけではないが，筆者のクリニックでも1997年以降全ての再感染根管治療には5％ヨードチンキを追加的に用いている．もしかしたら，そのおかげで，我々の再感染根管治療の臨床追跡研究の完全成功率がNgらのシステマティックレビュー[24]の平均値よりも10％以上良い結果になっているのかもしれない(79% vs 66%)．そしてさらなる向上を目指して，今後の生物学的根管治療に関する研究に期待したい．

1章　再感染根管治療の成績はどうすれば良くなるのか

参考文献

1. Pak JG, Fayazi S, White SN. Prevalence of periapical radiolucency and root canal treatment: a systematic review of cross-sectional studies. J Endod 2012 ;38(9):1170-1176.

2. Tsuneishi M, Yamamoto T, Yamanaka R, Tamaki N, Sakamoto T, Tsuji K, Watanabe T. Radiographic evaluation of periapical status and prevalence of endodontic treatment in an adult Japanese population. Oral Surg Oral Med Oral Pathol Oral Radiol Endod 2005 ;100(5):631-635.

3. Odesjö B, Helldén L, Salonen L, Langeland K. Prevalence of previous endodontic treatment, technical standard and occurrence of periapical lesions in a randomly selected adult, general population. Endod Dent Traumatol 1990 ; 6(6):265-272.

4. Estrela C, Bueno MR, Azevedo BC, Azevedo JR, Pécora JD. A new periapical index based on cone beam computed tomography. J Endod 2008 ;34(11):1325-1331.

5. Fernández R, Cadavid D, Zapata SM, Alvarez LG, Restrepo FA. Impact of three radiographic methods in the outcome of nonsurgical endodontic treatment: a five-year follow-up. J Endod 2013 ;39(9):1097-1103.

6. de Paula-Silva FW, Wu MK, Leonardo MR, da Silva LA, Wesselink PR. Accuracy of periapical radiography and cone-beam computed tomography scans in diagnosing apical periodontitis using histopathological findings as a gold standard. J Endod 2009 ;35(7):1009-1012.

7. Tyndall DA, Price JB, Tetradis S, Ganz SD, Hildebolt C, Scarfe WC; American Academy of Oral and Maxillofacial Radiology. Position statement of the American Academy of Oral and Maxillofacial Radiology on selection criteria for the use of radiology in dental implantology with emphasis on cone beam computed tomography. Oral Surg Oral Med Oral Pathol Oral Radiol 2012 ;113(6):817-826.

8. Brynolf I. A histological and roentgenological study of the periapical region of human upper incisor. Almqvist & Wiksell 1967.

9. Strindberg L. The dependence of the results of pulp therapy on certain factors. An analytic study based on radiographic and clinical follow-up examinations. Acta Odontol Scand 1956;14: 1-177.

10. Eriksen HM. Endodontology--epidemiologic considerations. Endod Dent Traumatol 1991 ;7(5):189-195.

11. Kvist T, Reit C. The perceived benefit of endodontic retreatment. Int Endod J 2002 ;35(4):359-365.

12. Nair PN. Pathogenesis of apical periodontitis and the causes of endodontic failures. Crit Rev Oral Biol Med 2004 ;15(6):348-381.

13. Svensater, G., Bergenholtz, G. Biofilms in endodontic infections. Endod Topics 2004;9:27-36.

14. Nair PN. On the causes of persistent apical periodontitis: a review. Int Endod J 2006 ;39(4):249-281.

15. Ricucci D, Siqueira JF Jr. Biofilms and apical periodontitis: study of prevalence and association with clinical and histopathologic findings. J Endod 2010 ;36(8):1277-1288.

16. Molander A, Reit C, Dahlén G, Kvist T. Microbiological status of root-filled teeth with apical periodontitis. Int Endod J 1998 ;31(1):1-7.

17. Chávez De Paz LE, Dahlén G, Molander A, Möller A, Bergenholtz G. Bacteria recovered from teeth with apical periodontitis after antimicrobial endodontic treatment. Int Endod J 2003 ;36(7):500-508.

18. Chávez de Paz L, Svensäter G, Dahlén G, Bergenholtz G. Streptococci from root canals in teeth with apical periodontitis receiving endodontic treatment. Oral Surg Oral Med Oral Pathol Oral Radiol Endod 2005 ;100(2):232-241.

19. Molander A, Reit C, Dahlén G. Microbiological evaluation of clindamycin as a root canal dressing in teeth with apical periodontitis. Int Endod J 1990 ;23(2):113-118.

20. Molander A, Reit C, Dahlén G. The antimicrobial effect of calcium hydroxide in root canals pretreated with 5% iodine potassium iodide. Endod Dent Traumatol 1999 ;15(5):205-209.

21. Molander A, Dahlén G. Evaluation of the antibacterial potential of tetracycline or erythromycin mixed with calcium hydroxide as intracanal dressing against Enterococcus faecalis in vivo. Oral Surg Oral Med Oral Pathol Oral Radiol Endod 2003 ;96(6):744-750.

22. Padan E, Zilberstein D, Schuldiner S. pH homeostasis in bacteria. Biochim Biophys Acta. 1981;650(2-3):151-166.

23. Atras RM. Principles of microbiology. Dubuque: Wm. C. Brown Publishers, 1997;272-273.

24. Ng YL, Mann V, Gulabivala K. Outcome of secondary root canal treatment: a systematic review of the literature. Int Endod J 2008 ;41(12):1026-1046.

2章
再根管治療における診査・診断

2章-1　診断学上のディシジョンメイキング ……… 38

2章-2　治療学上のディシジョンメイキング ……… 44

2章-3　術者-患者関係から見たディシジョンメイキング ……… 50

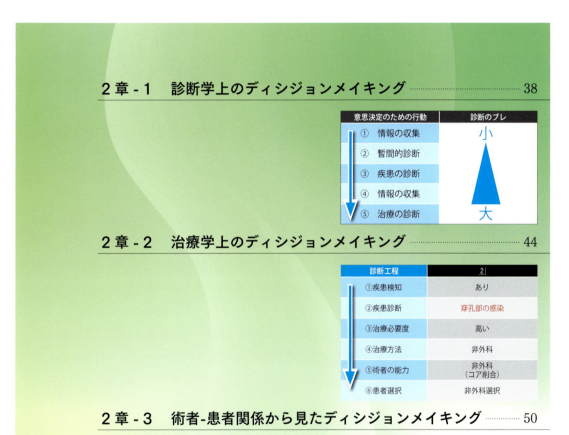
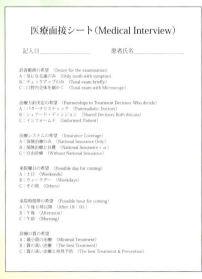

2章　再根管治療における診査・診断

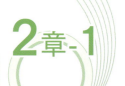

2章-1　診断学上のディシジョンメイキング

2-1-1　再根管治療における診査・診断のステップ

　再根管治療における診査・診断にはいくつかのステップがある．まず思い浮かぶのはそこに疾患が存在するかどうかという疑問であろう．あるいは根管充填が行われている場合には，そのクオリティーが気になるかもしれない．

　日本人の場合，根管治療が行われている割合は成人で平均6本[1]と報告されている．これは海外の3本[2]，なかでもスウェーデンの1本と比較すれば非常に治療経験数が多い．なお根管治療済みの歯の4割程度で根尖部X線透過像が認められている[3]．さらに根管充填処置のクオリティーまで加味すると，非常に多くの根管が再根管治療の対象となりうると考えられる．

　果たして，それらすべての歯を再根管治療の対象としていいものだろうか．元々は抜髄によって生じた問題であることがほとんどであり，本来抜髄治療はスカンジナビアの生物学的な配慮をすれば失敗とはならないはずである．スカンジナビアの生物学的配慮が行われていない，根管治療のスタンダードが低い環境では再治療を行ったからといって，あまり改善する余地はないように思える．なぜならば，根管治療における目的は感染させないことと，今現在存在する感染を取り除くことの2つであり，そのための配慮が必要であるからである．

　そのために，まずは自分自身の根管治療で，感染を生じさせないための無菌治療が行われているかどうかの調査すべきであろう．無菌治療ができているならば，抜髄後の失敗率は限りなく0％に近くなり，抜髄後の自発痛や打診痛は起こらないのが普通である．抜髄後の自発痛や打診痛のようなサインが見られる場合は，抜髄治療方法自体（無菌的治療および基本的なエンド治療方法）に問題がある可能性が非常に高いと見ることができ，そこを見直す必要がある．まずは抜髄の成功率を100％にすることから始めないと再根管治療の確実な成功は見込めない．急がば回れである．

2章-1　診断学上のディシジョンメイキング

2-1-2　診断学上のディシジョンメイキングのステップ

イエテボリ大学のReit元教授[4]の学位論文から，再根管治療の診断を行うステップは他の臨床診断と同様，いくつかのステップに分けることができる（表2-1-1）．疾患の検出＞疾患の診断＞治療必要度の診断＞治療オプションの診断の順である．

次項以降に述べるようなステップを1つ1つ踏んで実際の臨床を行うことは少ないと思われるが，患者にとって適切な治療方針を決定したいと思う臨床医は，このステップに従って進めてほしい．そうすれば問題が生じることは非常に少なくなり，患者満足度は改善されるだろう（表2-1-2）．

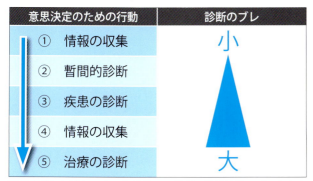

表2-1-1　意思決定の流れ

診断が進むに連れ，小さな差異から治療・診断結果のブレが大きくなる．

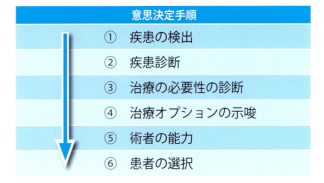

表2-1-2　再感染根管治療の意思決定手順

ディシジョンメイキングのステップ：疾患の検出

最初は疾患の検出から始めよう．疾患が存在するからといってすぐに治療になるとは限らないが，まずは疾患が存在することを示唆する所見の検出から始めることが重要である．検出のためには読者の皆さんが普段から行われているように，臨床症状とX線所見を精査していくことが最初のステップである（表2-1-3）．そしてその所見を元に疾患があるかないかの診断につなげる．

表2-1-3　疾患の検出

疾患の検出	具体的な着目点	重要性
臨床症状	・自発痛＋誘発痛 ・腫脹 ・フィステル ・違和感 ・誘発痛	大 ↓ 小
X線所見	・根尖部の骨梁に変化 ・歯根膜腔が認められない ・歯槽硬線の消失がみられる	

2章 再根管治療における診査・診断

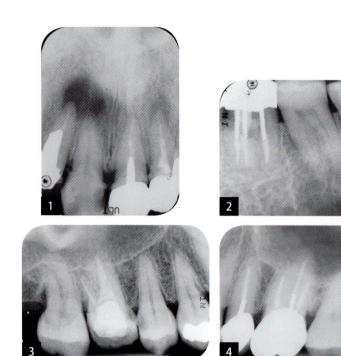

図2-1-1 患者は，大きなX線透過像を伴う$\underline{2}$のために$\underline{1}$さえも抜歯宣告をされた30代女性．治療により，$\underline{2\ 1}$ともに救うことができた．

図2-1-2 親知らずが痛いと感じて来院した50代男性．痛みの原因は筋筋膜痛で，左咬筋にトリガーポイントが存在．歯に関連痛が認められた．

図2-1-3 患者は50歳男性．$\underline{6}$の重苦しい歯痛を感じ来院．$\underline{5}$にもう蝕病変が存在するが，痛みは麻酔診査を行った後も変化なく，非歯原性の疼痛（上顎洞炎）を示した．

図2-1-4 $\underline{8}$に痛みがあり，抜歯希望で来院された患者．左上帯状疱疹で水泡がみられたが，患者は医師であったため自身で投薬した．

　疾患があるかないかを検出するための1つの基準は臨床症状があること，もう1つはX線所見にて正常でないことである．特にX線においては，歯根膜腔が認められないこと，歯槽硬線の消失がみられること，根尖部の骨梁に変化がみられること等を探す．根管治療が行われている歯の根尖部におけるX線透過像はかなり頻繁に検出されるが，（意図的に探そうとしての発見ではなく）偶然発見されることの方が多く，それが臨床症状を伴うことは多くない．逆に疼痛，腫脹，フィステル，違和感など，臨床症状が根管由来と思われる場合（1巻P.158参照）は，疾患が存在すると判断しやすい．

　疾患の検出にはエラーがつきものであるが，エラーにも種類がある．それは誤って病変を見逃してしまう偽陰性と誤って病変と認識してしまう偽陽性のエラーである（1巻P.31参照）．たとえばX線診査において考えてみると，上顎の大臼歯部をX線撮影したとしても，病変としてはっきりと映ってこない場合がある．特に病変が小さい場合は，歯根自体，前鼻棘，頬骨弓などの不透過性の物体により偽陰性となりやすい．逆に顎孔や鼻腔などのような透過性の正常なランドマークや，隣接する根尖病変や重度の歯周病変によって偽陽性となることもある（図2-1-1）．このようにさまざまな解剖学的ランドマークがX線上のノイズとなり情報を隠すことはよくある．そういった点から，疾患の検出でさえも診断学上のさまざまなエラーが関わるため難しくなることがある．

　臨床所見においてもエラーが起こることはよくある．たとえば噛んだ際に痛みを感じるという主訴では，その痛みが筋筋膜痛から歯への関連痛（図2-1-2，1巻P.176参照），神経障害性歯痛，非定型歯痛，神経血管性歯痛，上顎洞痛から歯への関連痛，心臓痛から歯への関連痛，心因性歯痛あるいは心理社会的起源の歯痛，あるいはさまざまな他の疾患に起因する歯痛であったり（図2-1-3〜5，表2-1-4）[5]，場合によっ

2章-1　診断学上のディシジョンメイキング

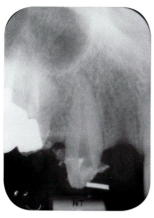

図2-1-5　患者は50代女性．「右上犬歯が痛い」「じわんわり／咬んだ後」「頭全体痛い」「歯を触ると痛い」「治療後2～3日痛い」等の訴えにより，再感染根管治療の紹介を受けて来院．疼痛の特徴，根管内からの細菌検査の結果等により歯原性ではないと診断．既往歴から神経障害性疼痛の可能性が高く，そのスクリーニング検査を行った上で某大学口腔外科に紹介した．

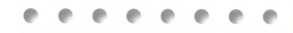

図2-1-4　非歯原性歯痛の一覧

非歯原性歯痛
1) 筋筋膜痛から歯への関連痛
2) 神経障害性歯痛
3) 非定型歯痛
4) 神経血管性歯痛
5) 上顎洞痛から歯への関連痛
6) 心臓痛から歯への関連痛
7) 心因性歯痛あるいは心理社会的起源歯痛
8) さまざまな他の疾患に起因する歯痛

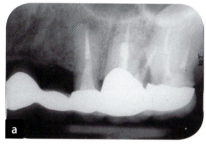 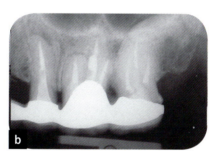 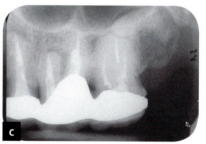

図2-1-6 a〜c　患者は40代女性．|3付近に疼痛を感じ来院．顔を動かしたり触ると痛く，腫れを感じている．10年前に大きく腫れた既往があるが，口腔内診査では咬合痛，打診痛等はみられなかった．X線所見のみで判断すると，左上白歯部のX線透過像が気になるが，口腔内診査の結果より，歯原性の疼痛ではないと判断，某大学口腔外科への紹介にて，左側頬部腫瘍炎症性肉芽腫，眼窩下リンパ節炎，頬リンパ節炎，左側歯性上顎洞炎，両側慢性鼻副鼻腔炎等が診断された．

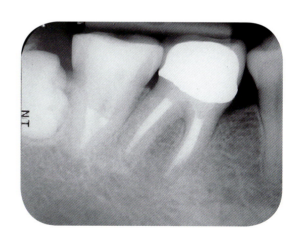

図2-1-7　患者は50代女性．無症状の6に偶然発見されたCT所見による根尖部透過像から，某医院にて再根管治療を勧められたところ，治療中に痛みが発現．数ヵ月間まったく疼痛が改善されないため当院を受診．既往歴，疼痛歴，背景問診等から，複数の痛みの混在が確認された．疼痛と根尖部の問題には関連がなかった．心理的な背景から疼痛閾値の低下が疑われた．筋筋膜痛および歯肉由来の疼痛を呈していたため，ストレッチ等の認知行動療法とプラークコントロールの徹底で疼痛は消失した．

ては腫瘍性の問題を歯の痛みと感じてしまう場合もある(図2-1-6)．歯原性ではあるが，歯周病や歯肉炎(図2-1-7)による痛み，さらには歯に負担がかかっているだけの場合でも痛みが引き起こされてしまう場合があり，偽陽性となりやすい．痛みの

2章 再根管治療における診査・診断

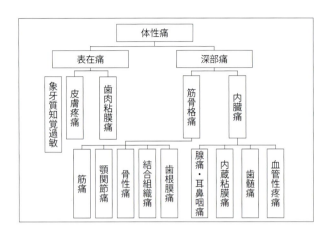

図2-1-8 咬合痛を訴えて来院された場合は，もっとも多くの疾患を鑑別する必要がある．

特徴を熟知して鑑別診断を確実に行うことで（図2-1-8），これらのエラーを避けることが可能である．このようなステップで根管由来の問題があるかどうかを確実に診断していくことが重要である．

ディシジョンメイキングのステップ：疾患の診断

　疾患の程度はどうであれ，そこに疾患があるかないかを判断する場合には，何らかの基準が必要である．Strindberg[6]はそのX線的基準を非常に厳しく決定し，それはその後スカンジナビアで広く使用され続けている（表2-1-5）．臨床症状の有無にかかわらずX線撮影を行い，それのみを基準として判断を行う．しかしながら，すでに根管治療が行われている歯の根尖部の診断においては特に，Strindbergの基準のみでは決定できない場合がある．

　通常患者の初診来院時に撮影することができるX線写真がX線透過像を示し，根尖病変を示唆していたとしても，その後の問診にてごく最近に治療を終えたことがわかった場合では治癒途中かもしれない．したがって，X線的に正常とはいえない場合であっても，必ずしもX線透過像＝治療の必要な根尖病変とは言い切れない．根尖病変であるとしても，初診時のX線のみから，それが進行中かどうかの判断はかなり困難である．実際にStrindberg自身の根管治療の予後を見た研究でも示されているように，特に感染根管治療においては治療した後に根尖病変が治癒していくには時間がかかるからである．すなわち疾患が存在しているかどうかの判断のためには時間の因子を考慮する必要性があるのだ．具体的には既往歴を聞き，その根管治療が4年以上前に行われている場合は，疾患の問題が解決できていない可能性が高いと考えてよい．一方，その治療が抜髄を伴うものであることがわかっていれば，術後1年以上経過して根尖部に異常所見が見られた場合は根管由来の病変が発症したと考えられる．また根管由来の臨床症状が明らかに存在する場合は，そこに疾患が存在すると考えてよい．

　検出されたX線透過像が根管由来病変である確からしさを考える場合に，必要な情報は，既往歴，疼痛歴，疼痛の特徴が必要である．その他にもフィステルが存在する場合や腫脹を伴っている場合には，フィスチオロジーが有効である（図2-1-9a～h）．

2章-1 診断学上のディシジョンメイキング

表 2-1-5 根尖病変の X 線診断

根尖病変の X 線診断
- 正常な歯根膜腔が認められる
- 歯根膜腔の拡大が認められる
- 瀰漫性の骨欠損が認められる
- 骨硬化像が認められる
- 明らかな骨吸収病変が認められる

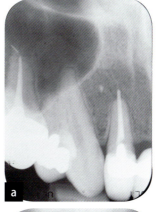
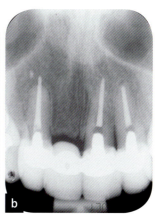
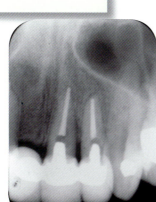
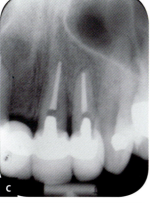
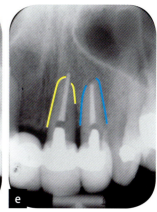

図 2-1-9a〜e　30代女性．上顎口蓋側歯肉に大きな腫脹を伴い来院．X線的には透過像が歯根により隠されているため，明確ではない．根の中央部付近に透過像様のものが薄っすらと確認できる．

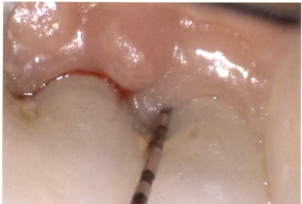
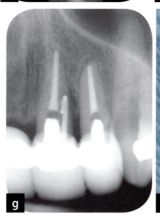
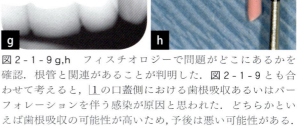

図 2-1-9f　腫脹部が歯周組織の問題と関連があるのか，根管に関連があるのかを確認するためにプロービングが必要．この症例では出血はあるものの，ポケットは腫脹部と交通していないことから，歯周組織由来の腫脹である確率は低いことがわかった．

図 2-1-9g,h　フィスチオロジーで問題がどこにあるかを確認．根管と関連があることが判明した．図 2-1-9 とも合わせて考えると，|1 の口蓋側における歯根吸収あるいはパーフォレーションを伴う感染が原因と思われた．どちらかといえば歯根吸収の可能性が高いため，予後は悪い可能性がある．

参考文献

1. Tsuneishi M, Yamamoto T, Yamanaka R, Tamaki N, Sakamoto T, Tsuji K, Watanabe T. Radiographic evaluation of periapical status and prevalence of endodontic treatment in an adult Japanese population. Oral Surg Oral Med Oral Pathol Oral Radiol Endod 2005 ;100(5):631-635.
2. Pak JG, Fayazi S, White SN. Prevalence of periapical radiolucency and root canal treatment: a systematic review of cross-sectional studies. J Endod 2012 ;38(9):1170-1176.
3. Tsuneishi M, Yamamoto T, Yamanaka R, Tamaki N, Sakamoto T, Tsuji K, Watanabe T. Radiographic evaluation of periapical status and prevalence of endodontic treatment in an adult Japanese population. Oral Surg Oral Med Oral Pathol Oral Radiol Endod 2005 ;100(5):631-635.
4. Reit C. On decision making in endodontics. A study of diagnosis and management of periapical lesions in endodontically treated teeth. Swed Dent J Suppl 1986;41:1-30.
5. Yatani H, Komiyama O, Matsuka Y, Wajima K, Muraoka W, Ikawa M, Sakamoto E, De Laat A, Heir GM. Systematic review and recommendations for nonodontogenic toothache. J Oral Rehabil. 2014 ;41(11):843-852.
6. Strindberg L. The dependence of the results of pulp therapy on certain factors. An analytic study based on radiographic and clinical follow-up examinations. Acta Odontol Scand 1956;14: 1-177.

2章 再根管治療における診査・診断

2章-2 治療学上のディシジョンメイキング

2-2-1 治療学上のディシジョンメイキングのステップ

ディシジョンメイキングのステップ：治療必要度の診断

治療の必要度とは，その疾患を解決しておいたほうがいいかどうかの程度である．実際に疾患が活動的な場合や進行している可能性が高い場合も同じである．疾患が非活動的であっても，解決しておいた方が安心な場合もあるだろうし，病変の大きさ次第で術者にとっても患者にとっても治療が必要と感じるレベルが異なることが考えられる．根尖部のX線透過像の大きさを例に取ってみると，ある術者にとって重要なX線透過像は，別の術者にとってはそれほど重要と認識されないこともある[1]．術者あるいは患者が治療を必要とするかどうかのカットオフポイントをどこに設定するかの判断で治療必要度は変わることがある[2]．

図2-1-9のように臨床症状を伴って来院されたような例では，必要度は高いと考えられる．これに対して，無症状で経過しているような根尖病変に対しては，それが間違いなく疾患が存在する状態であったとしても，すべての患者または術者が治療を必要と感じるとは限らない．臨床症状がなくても，根尖病変が大きい場合であれば，治療効果は大きい可能性があるため，人は治療を望む傾向にあるが，小さな問題の場合は，治療を望まれない傾向にある[3]．

実際には個人の考え方により，現在は小さな病変であっても将来問題が大きくなる

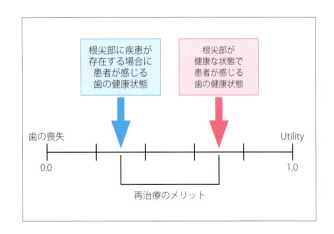

図2-2-1 患者により，治療の価値観は異なる．ある状態の価値観を患者に聞くことにより，患者の再根管治療の価値観を理解することができる．

2章-2　治療学上のディシジョンメイキング

リスクを考慮し治療に踏み切る患者は多い．患者の歯に対する価値観がこの判断に影響するため，それを数値的に表すような方法を用いることで，患者の感じる再根管治療の価値を術者側が理解することも重要であろう（図2-2-1）．　さらに根尖病変の意味や治療の特徴をどのように説明するかによっても，患者の同意が得られるかどうかが変わってくるであろう．したがって，ここでは術者や患者の因子を考えず，純粋に歯あるいは根管由来の疾患が存在すると考えられる場合での治療必要度を考える．実際に治療を必要と考えるかどうかは最終的な患者の判断となる．

ディシジョンメイキングのステップ：治療オプションの示唆

歯あるいは根管由来の疾患が存在し，治療が必要と判断した場合は，非外科的治療，外科的治療，抜歯という3つのオプションがある（図2-2-2）．この選択の際は，何が今問題になっているのかを考えると良い（表2-2-1）．

図2-1-14の例でいうと原因歯は|1 である．その歯のどこに問題があるかというと，おそらく根の上部1／3ほどの場所の口蓋側に，パーフォレーション等歯周組織との交通があると診断した．したがって外科的に治療することは不可能であり，上記3つの選択肢のうち，可能性のあるものは非外科的治療あるいは抜歯となる．ブリッジが装着されている症例において非外科的に治療を行う場合は，通常連結されたブリッジを真ん中で切断し，クラウンを外し，コアを削合し，根管からパーフォレーション部にアクセスして感染を除去することとなる．しかし，コアを削合した時点で無菌治療を行える可能性は低いのではないかと想像できる．しかもこのブリッジは2年前に他院にて作成されたばかりのものである．また患者は抜歯を望んでいない．結果，詳細は第4章にて後述するが非外科的治療を選択したうえでブリッジを外さず，コアを削合し，パーフォレーション部の感染を取る方法を選択した（図2-2-3, 4）．この治療オプションの選択においては，それぞれの治療の利点欠点，費用，リスク等を考慮し患者とディシジョンメイキングを共有し，行っていくことが望ましい．

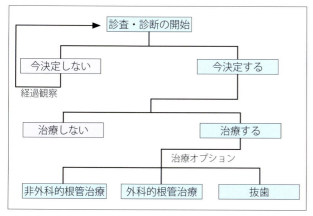

図2-2-2　再感染根管治療の意思決定樹．

表2-2-1　再感染根管治療の意思決定手順

診断工程	2|
①疾患検知	あり
②疾患診断	穿孔部の感染
③治療必要度	高い
④治療方法	非外科
⑤術者の能力	非外科（コア削合）
⑥患者選択	非外科選択

2章 再根管治療における診査・診断

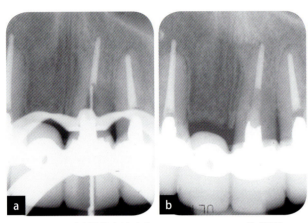

図2-2-3 (a)根管充填時(パーフォレーション修復時) (b)1ヵ月後の予後.

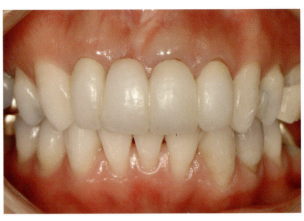

図2-2-4 治療後の口腔内写真.ブリッジにダメージはなく治療が終了した.この後,健康管理に通うことになる.

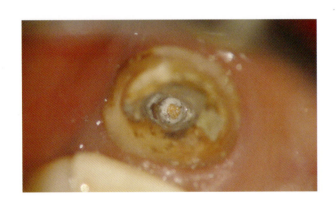

図2-2-5 患者は5のクラウン脱離で来院した女性.細菌学的には当然その侵入はあるはずだが,それがどの程度かまでは想像しかできない.

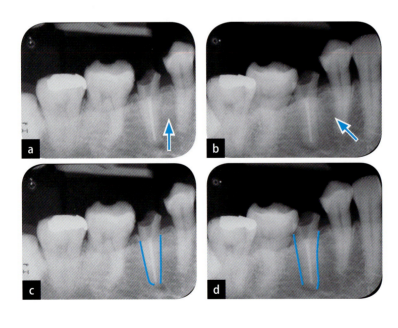

図2-2-6 根尖部にごくわずかなX線透過像が認められる.治療歴は5年以上前.
(a)(c):ほぼ正方線投影X線撮影.正常な歯根膜腔を青で示す.
5の根尖部には近心方向に歯根膜腔が消失している.
(b)(d):偏近心投影X線撮影.正常な歯根膜腔を青で示す.
5の根尖部には遠心方向に歯根膜腔が消失している.根尖部の透過像は頬側に存在することがわかる.根管が無防備になっていたため,根管治療から開始することを希望した.

　ここで考慮すべきは術者側の因子である.術者が複雑な治療を行うことができない環境の場合は,選択可能なオプションが限られてしまうため,どうしても通り一遍の非外科的根管治療か抜歯のみの選択になりがちである.しかし,自分自身では外科処置をできなくとも他院にて治療可能である場合は,外科的根管治療もオプションとし

2章-2 治療学上のディシジョンメイキング

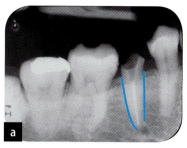 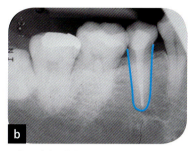 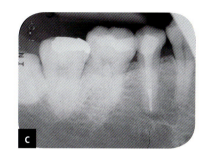

図 2-2-7 （a）ほぼ正方線投影 X 線撮影．正常な歯根膜腔を青で示す．
（b）（c）正方線投影．治療後 2 年．正常な歯根膜腔を青で示す．歯根膜腔も歯槽硬線も正常に見える．根尖部に透過像はまだ確認できる．根管内へのアプローチが可能な環境であるため，外科的アプローチは不適切．

表 2-2-2 再感染根管治療の意思決定手順

診断工程	5
①疾患検知	不確か
②疾患診断	根尖病変
③治療必要度	低い
④治療方法	非外科＋隔壁＋仮歯
⑤術者の能力	非外科＋隔壁＋仮歯
⑥患者選択	非外科選択

て含めた方が良いだろう．患者を紹介するという形で問題を解決することも可能だからである．また，一見難しいと思われるような例であっても，歯の形態学的な知識を十分理解しておけば，外科治療も，非外科的な根管へのアクセスも意外と容易になる場合もあるので，最初は他院への紹介などを行いながら徐々にオプションを増やしていけばよいのではないかと思う．

　前述したように，小さな病変が存在している場合には特にエラーがつきものである．また小さな病変に対して再根管治療を行っても治療に反応するかどうかはわからない．不幸なことにクラウンが脱離して長期間放置されているような例（図 2-2-5）では，細菌が根管内に侵入している可能性は高いが，どこまで侵入しているかまではわからない（図 2-2-6，7，表 2-2-2）．このような場合の治療判断は真実を探して決定する（Essentialistic な考え方）のではなく，リスクを放置するかリスクを減らすかという考え方（Nominalistic な考え方）で決定することとなる．

　大きすぎる病変の場合では，外科的な治療が選択されることもありうる（図 2-2-8〜10）．もしも病変が根管に関連することがわかれば，非外科的に治療することでも対応が可能なのであるが，必ずしも根管内のみが原因でもない．確率的には低いが数％の割合で根管外に感染があることや，嚢胞があることもあり，場合によっては非外科治療を行った後で病変が維持されてしまい，追加で外科治療も行う必要性が出てくる

2章　再根管治療における診査・診断

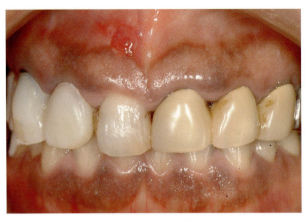

図2-2-8　患者は1 2 3|の治療を求めてセカンドオピニオンで来院された．大学病院での説明では1|抜歯，2|抜歯，3|根尖切除術であった．病変が大きいため，外科的なアプローチになるようである．ただし，患者はそれを嫌がっている．

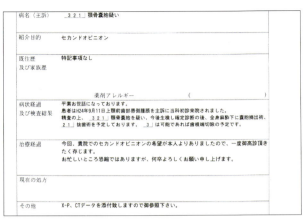

図2-2-9　大学病院からのセカンドオピニオンの依頼．根尖病変が大きいことから嚢胞の疑いがある．

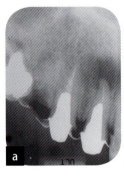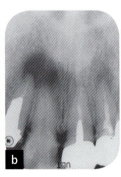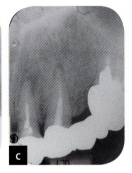
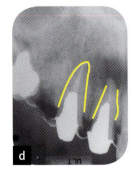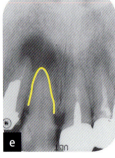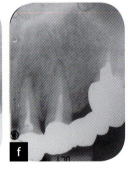

図2-2-10a～f　当院で撮影した根尖撮影法でのX線によると，1|：正常な歯根膜腔が認められる
2|：歯根膜腔および歯槽硬線の消失が認められる
3|：正常な歯根膜腔が認められる
以上のことから，まずはこの問題は何かと言えばX線画像だけでは詳しくは判断できないものの，2|の感染根管，あるいはそこから発展した根尖病変であると考えられる．1|は生活反応あり，3|は治療の必要性はないと判断．

ことがある．このように，その病変が非外科的根管治療に反応するかどうかの判断は難しい場合がある．しかしながら，慢性根尖病変の場合，95％は根管内の感染が原因であるとされている[4]ため，大学病院では抜歯の診断となったケースでも外科的ではなく非外科的治療から進めていくこととした．図2-2-8～10のケースでは，患者は大学病院で全身麻酔下で外科治療を行う選択を示唆されていたこともあって，当院の非外科治療から始める治療計画に同意された（表2-2-8）．

2章-2　治療学上のディシジョンメイキング

表2-2-3　再感染根管治療の意思決定手順

診断工程	3	2	1
①疾患検知	なし	あり	なし
②疾患診断	根尖部正常	根尖病変	生活歯髄
③治療必要度	低い	高い	なし
④治療方法	-	非外科	-
⑤術者の能力	-	非外科（コア削合）	-
⑥患者選択	-	非外科選択	-

疾患の診断から誤っている可能性がある．通常，X線所見は病変が大きくなると隣接歯にスーパーインポーズされるため，まるで複数の歯に問題があるように見えることもある．しかし正確にX線を読めば，疾患がどこに存在するかはわかることが多い．ただし，病変の種類まではわからない．

2-2-2　術者の能力

　一般の臨床では治療オプションが提示されないまま，術者の好みで治療が進んでいくことがあるかもしれない．もしも術者が治療できないような例でも，それを可能とするような専門的な治療を行っている歯科クリニックは最近増えてきていると思われるので，そこに紹介するというのも1つのオプションである．意外な解決法があるかもしれない（図2-2-11）．

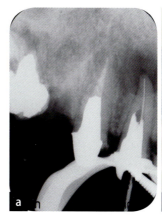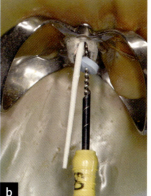

図2-2-11 a,b　(a)元々存在しているメタルコアが若干遠心方向に誤って形成されているため，その方向を避けてまっすぐに削合し，最小限のメタルコアの削合で根管治療を行った．作業長はAPITを用い，X線で確認．
(b)根管充填時の口腔内写真．

参考文献

1. Reit C. On decision making in endodontics. A study of diagnosis and management of periapical lesions in endodontically treated teeth. Swed Dent J Suppl 1986;41:1-30.
2. Reit C. On decision making in endodontics. A study of diagnosis and management of periapical lesions in endodontically treated teeth. Swed Dent J Suppl 1986;41:1-30.
3. Reit C, Kvist T. Endodontic retreatment behaviour: the influence of disease concepts and personal values. Int Endod J 1998 ;31(5):358-363.
4. Kvist T, Reit C. The perceived benefit of endodontic retreatment. Int Endod J 2002 ;35(4):359-365.

2章 再根管治療における診査・診断

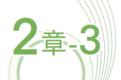

2章-3 術者-患者関係からみたディシジョンメイキング

2-3-1 患者の選択

　歯科治療は術者だけで決めることはできない．それは再感染根管治療の場合も他の治療と同様である．術者は治療が必要と考える場合であっても，患者は治療を望んでいない場合は少なくない．したがって，疾患＝治療とは決してならない．これはまるで「痛み」の問題と同様で，患者にとっては，同じ刺激＝同じ痛みを感じるわけではない．そのため，治療上のディシジョンメイキングには患者の因子を考慮する必要がある．Evidence-based Medicine(EBM)に則って考えるうえでも，思慮深い臨床判断のためには患者の因子が必要とされている．そして術者-患者間の関係性が実は治療の決定に大きな影響を与えることとなる．少なくとも治療を行う場合と行わない場合の利点，欠点，リスク，費用，効果についてはしっかりと伝える必要がある．

　現時点ですぐにどうするか判断がつかないという場合は，数ヵ月経過を観察するというのも1つの選択である．今決めるが，治療を行わないという判断をするということもあるだろう．患者が治療の必要性を感じていない場合は，そういった選択肢を取ることもある．

　もしも治療を行う選択をしたならば，数あるオプションの中から患者自身がよく理解したうえで治療を選択するというのがベストであろう．この判断はそれぞれのクリニックでどのような臨床姿勢を取っているのかで変わる．いわゆる患者-術者関係がどのようであるかによって変わるわけであるが，基本的には次の3つの中のうちの1つとなる．

2章-3　術者-患者関係からみたディシジョンメイキング

パターナリスティック：患者の意思はまったく反映されず，術者が良いと思った治療法が紹介される．

インフォームドコンセント(チョイス)：術者は，可能性のある治療方法の利点，欠点，リスク，費用，効果等を患者に説明し，患者が選択する．

シェアードデシジョン：上記2つの中間的意思決定法で，術者は可能性のある治療方法の利点，欠点，リスク，費用，効果等を患者に説明し，両者で相談して決定する．

　筆者のクリニックでは，患者は圧倒的な割合でシェアードディシジョンを選択し，治療方法を患者と相談して決定しているが，患者の性格や背景によっては，他の「治療方針決定の希望」(P.50参照)を選択することもある．たとえば，治療の詳細をいろいろ説明した後に，最終決定をどうしようかと患者に尋ねても，「私は素人だからわからない」と言われることもあるかもしれない．そのような時間の無駄を生じさせないためにも当院では，初診時に誰が治療方法の決定を行うかに関しての考え方を患者に確認しておくようにしている．次ページに当院で使用している医療面接シートを用意したので参考にされたい．これはいわゆる，歯科医が初めて患者と面会した際に私たちのクリニックで用いているもので，患者の希望を伺うことを目的としている．治療方針を誰が決定するのかについての考えをこの時点で聞いておく．

医療面接シート（Medical Interview）

記入日＿＿＿＿＿＿＿＿＿　　　　患者氏名＿＿＿＿＿＿＿＿＿

診査範囲の希望　（Desire for the examination）
A：気になる歯のみ　（Only tooth with sympton）
B：チェックアップのみ　（Total exam briefly）
C：口腔内全体を細かく　（Total exam with Microscope）

治療方針決定の希望　（Partnerships in Treatment Decision: Who decide）
A：パターナリスティック　（Paternalistic: Doctors）
B：シェアード・ディシジョン　（Shared Decision: Both discuss）
C：インフォームド　（Imformed: Patient）

治療システムの希望　（Insurance Coverage）
A：保険治療のみ　（National Insurance Only）
B：保険治療と自費　（National Insurance + α ）
C：自由診療　（Without National Insurance）

来院曜日の希望　（Possible day for coming）
A：土日　（Weekends）
B：ウィークデー　（Weekdays）
C：その他　（Others）

来院時間帯の希望　（Possible hour for coming）
A：午後6時以降　（After 18：00-）
B：午後　（Afternoon）
C：午前　（Morning）

診療の質の希望
A：最小限の治療　（Minimal Treatment）
B：質の高い治療　（The best Treatment）
C：質の高い治療と再発予防　（The best Treatment & Prevention）

3章

スカンジナビア流 再根管治療の診査・診断の実践

3章-1	自発痛および腫脹を伴う単冠の場合	54
3章-2	腫脹を伴う連結歯の場合	56
3章-3	腫脹を伴う単冠の場合	58
3章-4	フィステルを伴う単冠の場合	59
3章-5	フィステルを伴う場合の診断違い	60
3章-6	違和感を伴うブリッジの支台歯の場合	62
3章-7	違和感を伴いクラウンが外れている場合	64
3章-8	違和感を伴う単冠大臼歯の場合	66
3章-9	症状がない単冠下顎大臼歯の場合	67
3章-10	症状がない単冠前歯の場合（フェルールなし）	68
3章-11	症状がない単冠上顎大臼歯の場合	70
3章-12	症状がほぼない上顎大臼歯を含む連結歯の場合	72
3章-13	症状がない下顎前歯を含むブリッジの場合	74

3章 スカンジナビア流 再根管治療の診査・診断の実践

3章-1 自発痛および腫脹を伴う単冠の場合

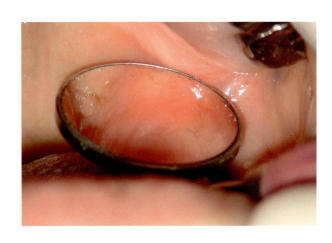

図3-1-1　30代女性．疼痛が発現後，2日後には口蓋遠心側に大きく腫脹が見られるようになった．位置的に|7が原因であると思われる．

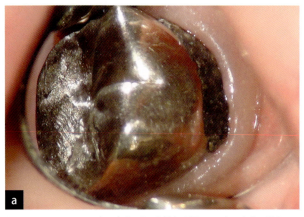
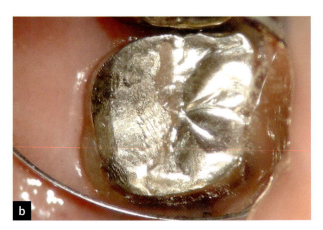

図3-1-2 a,b　a：|7咬合面，頬側面観．b：|7咬合面観．

　自発痛と腫脹をともない急患として来院した症例（図3-1-1，3-1-2）．まず最初の目的は自発痛を止め，腫脹を引かせることにある．したがって原因の特定から始まり，次にどの歯，そしてどの根管が原因かを考えることになる．

　本症例では|7の遠心口蓋部が咽頭に向かって大きく腫脹していたが，X線的にはそれほど明確ではなかった（図3-1-3）．自発痛および腫脹と，触れるだけで痛みが増したことから歯原性，根管由来の問題であることが明確なため，治療の必要度も高く，患者の協力も得やすい．しかし，治療自体はクラウン除去，メタルコア除去と非常に難易度が高く（表3-1-1），さらにメタルコア除去後は無菌治療を行うことが難しいケースである（図3-1-4）．X線的に明確な病変があるわけではないため，腫脹

3章-1　自発痛および腫脹を伴う単冠の場合

図 3-1-3　主訴は口蓋側歯肉腫脹と疼痛．急患対応が必要であった症例．X線的には |3 6 も |7 も同じように見える．|6 は1年前に根管治療を受けているらしい．|6 が原因と考えると近心根が疑わしいが，腫脹している部位が |7 の口蓋遠心部であることから，クラウン，メタルコアが入っている |7 が原因歯と思われた．クラウンおよびメタルコアを除去したとすれば，X線的に残存歯質がほとんどないことがわかる．したがって，無菌治療を行うためには隔壁が必要である．

青：|7 近心根の正常な歯根膜腔
緑：|7 口蓋根の正常な歯根膜腔
黄：|7 遠心根の正常な歯根膜腔
橙：|6 遠心根の正常な歯根膜腔
部位的に外科的アプローチは不可能．

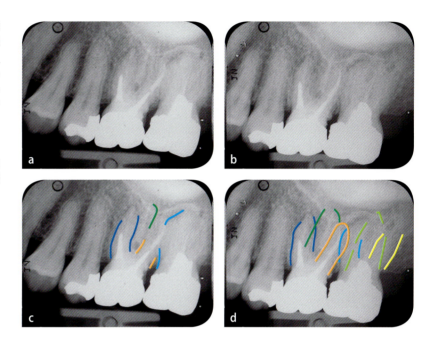

表 3-1-1　再感染根管治療の意思決定手順

診断工程	|7
①疾患検知	明白
②疾患診断	根尖病変
③治療必要度	高い
④治療方法	冠除去＋メタルコア除去＋隔壁
⑤術者の能力	可能
⑥患者選択	非外科選択

大きな問題は，根管内に大きな感染が存在することである．このような例では未治療根管が存在することが細菌への大きな増殖スペースとなっているため，非外科的に根管へアクセスするしかない．外科的にアプローチが不可能な部位でもある．

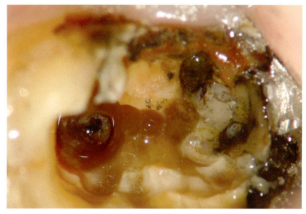

図 3-1-4　クラウンとコアを除去した状態．残存歯質がほとんどないこの歯の無菌治療の詳細は第4章（図 4-1-37～40）．

した部位から予測すると，|7 の遠心根か口蓋根が原因歯であると思われたが，口蓋根はX線像から比較的健康であると判断し，遠心根から治療を開始した．このような緊急治療では排膿させ内圧を下げることが第一の目的となるが，予約の関係などで，疼痛，腫脹をともなった患者の非外科治療がどうしてもできない場合は，投薬，あるいは切開もひとつの方法である．しかし大抵の根管由来病変では，それらの緊急的治療は原因除去には成り得ないため，次回の予約を確実に取り，非外科的再感染根管治療を行うことになる．

3章　スカンジナビア流　再根管治療の診査・診断の実践

3章-2　腫脹を伴う連結歯の場合

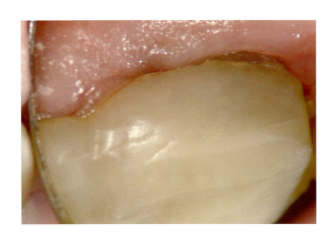

図3-2-1　主訴は根管由来の度重なる根尖部腫脹と疼痛．治療を受けていたが治らないということで歯科医院を紹介されたが，その医院からのさらなる紹介で来院した．

　本症例の患者は，腫脹をともなう40代男性である（図3-2-1）．何度か根管治療を受けているが，腫脹を繰り返しており，A医院からB医院に紹介されたのち，さらに当院へ紹介された．繰り返しの腫脹および大きなX線透過像が認められることから，疾患の存在は明らかであり，治療の必要度も高い．X線所見から，根管の感染と関連がある可能性が高い（図3-2-2a,b）．このような大きくX線透過像が認められるような例では，未治療の根管が存在したり，非常に低いスタンダードの根管治療が行われている場合が多いため，ファーストチョイスは非外科的根管治療となる．

　慎重に非外科的根管治療を行う中で，原因根管がわかってくることが多い．たとえば|6の遠心根は大きく削合されているため，髄床底部にパーフォレーションの感染があるかもしれないし，|7の根は融合しているように見えるため，中央部の削合が大きすぎて，パーフォレーションしていることも考えなければならない．このような特殊事情が隠れている可能性があることをふまえ，意思決定を行う（表3-2-1）．

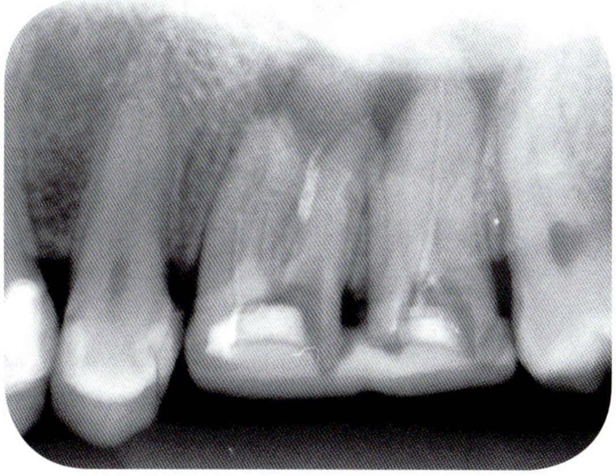

3章-2　腫脹を伴う連結歯の場合

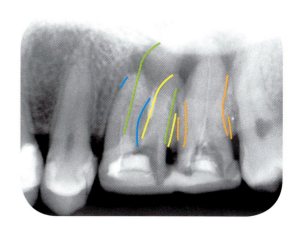

図3-2-2a ｜6 7はともに何度も根管治療が行われたとはいえ，そのクオリティは低く，根尖部には大きなX線透過像が認められる．充填物にリーケージが存在する可能性も疑われる．両歯は連結されているため，無菌治療には工夫が必要である．

図3-2-2b ｜6 7ともに正常な歯根膜腔は歯の一部にしか認められない．歯槽硬線も消失し，大きな根尖部のX線透過像が認められる．どちらの歯が原因なのか，どの根管が問題なのかはデンタルX線撮影のみでは不明．この場合のようにあまりにもX線透過像が大きい場合は明確に原因がどこに存在するかはわかりにくい．しかしながら過去の根管治療のクオリティを考慮した場合には，外科治療のみで問題が解決するわけではないことも明白である．したがって，非外科的治療から開始しながら，原因の特定は治療中に行うことが可能である．このような例では少なくとも口蓋根だけは確実に非外科的治療を行っておかなければならない．
青：｜6近心根の正常な歯根膜腔
緑：｜6口蓋根の正常な歯根膜腔
黄：｜6遠心根の正常な歯根膜腔
橙：｜7の正常な歯根膜腔
実際の無菌治療は第4章（図4-1-15〜18）を参照．

大きな問題は，大きな感染が存在することである．したがって，細菌が蓄積するような大きなスペースがあるはずであるため，非外科的な根管へのアプローチが適切となる．

表3-2-1　再感染根管治療の意思決定手順

診断工程	｜6	｜7
①疾患検知	明白	明白
②疾患診断	根尖病変，根分岐部付近の特殊事情	根尖病変，根分岐部付近の特殊事情
③治療必要度	高い	高い
④治療方法	コア削合	コア削合
⑤術者の能力	可能	可能
⑥患者選択	非外科選択	非外科選択

3章　スカンジナビア流　再根管治療の診査・診断の実践

3章-3　腫脹を伴う単冠の場合

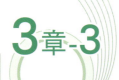

図3-3-1　クラウンが入った6┘の歯肉が腫脹してきたことが主訴．他院では抜歯と宣告されている．深いポケットはなく，腫脹との交通はない．根管治療自体は，クラウンを外した方がやりやすい．

表3-3-1　再感染根管治療の意思決定手順

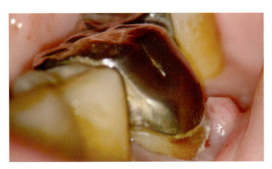

近心根と遠心根で問題が若干異なるが，最大の問題は歯肉腫脹の原因を探して解決することであるため遠心根から治療を開始する．非外科的に治療を行う方が通常根管へのアプローチは適切である．患者は可及的に歯の保存を希望され，非外科的治療を選択された．

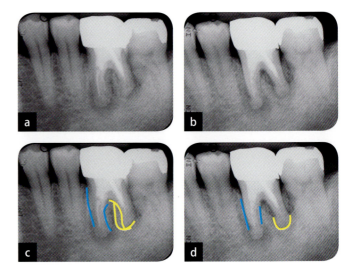

図3-3-2 a〜d　根尖部にX線透過像が存在．クラウンが存在，メタルのピンも存在する．根分岐部のX線透過像からも遠心根管に特殊事情が存在しそうなケースである．腫脹が存在する場合は，エンド由来かペリオ由来かをまず鑑別する必要がある．遠心根は根尖部に問題があるというよりは，根分岐部付近にパーフォレーション，あるいは歯根破折やクラックが存在している可能性があるため，遠心根が保存できるかどうかを確認するために，遠心根から治療を開始した．分岐部を取り囲む病変でポケットがないため，外科的アプローチは不適切．近心根も分岐部付近は大きく削合されている．長いX線透過像をともなう根尖病変で，根尖部付近のみならず，クラックが存在する部に感染がある可能性もある．無菌的治療方法は第4章（図4-1-11〜14）参照．

　辺縁歯肉部腫脹を主訴に来院した40代男性の例．他院にて抜歯を示唆されたが，納得できず，奥様が当院に通っていることから転院された（図3-3-1）．歯肉の腫脹が根管と関連がある場合は根管治療の必要性が高い．確かにデンタルX線写真を確認すると，予後が悪い可能性も予測できる（図3-3-2）．
　まずは主訴の歯肉腫脹の原因は歯周病が関与しているのか根管由来なのかを判断する（判断の方法については1巻 P.38，39を参照）．次に両方が関与していると思われる場合は，予後を考慮して，歯周病の治療が関連する場合は抜歯も選択肢のひとつとなる．特に大きな問題は遠心根と思われるし，パーフォレーションや歯根破折のような特殊事情が存在すると予後が悪くなるため，どのような状況になっているのかを根管内部から診断する時間が必要となる（表3-3-1）．

3章-4 フィステルを伴う単冠の場合

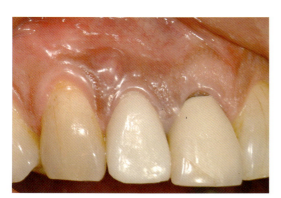

図3-4-1 フィステル（腫脹）が気になり歯科医院からの紹介で来院した40代男性．クラウンに近い歯肉が腫脹しているが歯周ポケットはない．若干排膿しているため，そこからガッタパーチャを挿入，原因を探ろうとした．

表3-4-1 再感染根管治療の意思決定手順

診断工程	┌6近心根
①疾患検知	明白
②疾患診断	特殊事情（パーフォレーション・歯根破折）
③治療必要度	高い
④治療方法	非外科＋冠除去メタルコア削合
⑤術者の能力	非外科＋冠除去メタルコア削合
⑥患者選択	非外科選択

この歯の大きな問題は根中央部に感染源があるだろうということである．患者の歯牙保存の要求度は高く，かつ非外科的な治療を希望された．メタルポストを除去した段階ではその問題が確認できなかったが，細菌検査で管理しながら治療していくこととした．

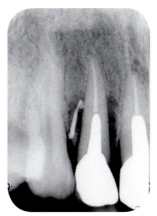 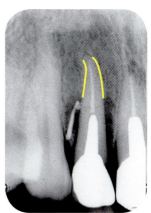

図3-4-2 フィステルの存在する位置からガッタパーチャを挿入してフィスチオロジーを行ったところ，根中央部を指している．今回の問題はここにあるということが明確である．若干太いメタルポストが入っていることから，歯根破折やパーフォレーションの疑いがある．なお問題が口蓋側に存在している可能性が高いため，外科的アプローチは不適切である．根尖部にはわずかにX線透過像が認められるが，これは弱い感染が存在することを示唆する．前歯部は若いころにぶつけた既往がある．以上から歯根破折あるいはパーフォレーションを疑った．クラウン除去，メタルポストを除去後，診査により歯根破折は検出できなかった．メタルポストを除去した後の無菌的治療方法は第4章（図4-1-47〜57）参照．

　　　辺縁からやや根尖寄りに歯肉部腫脹をともなう40代男性の例（図3-4-1）．他院からの紹介で来院された．歯肉の腫脹が根管と関連がある場合は，治療必要度が高い．X線所見により，意外にもガッタパーチャは根尖部を示さず，根中央部を示した（図3-4-2）．外傷の既往があることから，歯根破折を疑う必要がある．そのためには外科的なアプローチを行うか，クラウンを除去しメタルポストを除去し，歯根破折の有無の確認が必要である．患者は外科的治療を好まなかったため，非外科的に治療することとなった（表3-4-1）．ただし，メタルポストを除去すると，無菌治療は不可能となり，また仮歯も装着することが難しくなる．したがって，このケースは特殊な方法で隔壁を作成した．

3章　スカンジナビア流　再根管治療の診査・診断の実践

3章-5　フィステルを伴う場合の診断違い

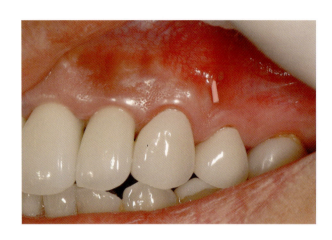

図3-5-1　患者本人は，|3メタルボンドクラウンがコアごと脱離し，膿が出ている原因だと思い来院した．ガッタパーチャを挿入しフィスチオロジー診査を行った．

　|3のメタルボンドが外れたこと，フィステルが存在することを主訴に来院された30代女性(図3-5-1)．再感染根管治療の必要度は高く思えるが，実際はそうとは言えなかった．フィスチオロジーの結果，感染がありフィステルを呈しているのは|4であった(図3-5-2)．したがって，|3の根管治療の必要度は低く，それよりも|4の感染根管の治療を優先することとした．

　|3は根尖部にわずかに歯根吸収をともなっている．患者は根管治療を行ったうえで補綴治療を行うのか，このまま補綴治療を行うのかの決断で，根管治療を行っていくことを決断された(表3-5-1)．このケースも特殊な方法で隔壁を作成して無菌的治療を行った．

3章-5 フィステルを伴う場合の診断違い

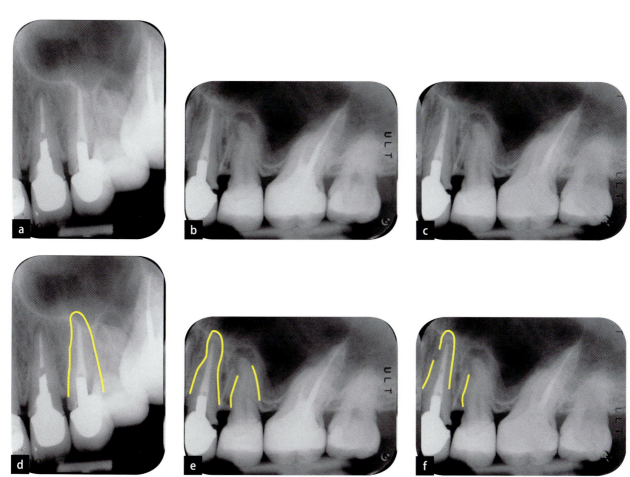

図3-5-2 a〜f　X線診査により脱離した|3ではなく，ガッタパーチャは|4の根尖部を指していた．|4とフィステルとの関連があることがはっきりしたため，まずは|3を仮着しておき，|4は感染根管治療した．そして治療の必要性および，どのように治療をしていくかのディスカッションを行った．|3のクラウンの適合性等も悪いため，補綴をやり変える場合は，根管治療を行うかどうかの判断が必要となる．|3の根尖部付近には若干歯根吸収が認められる．|4は，未治療根管のため外科的アプローチは不適切となる．|3は治療必要性は低い．

表3-5-1　再感染根管治療の意思決定手順

診断工程	|3	|4
①疾患検知	ほぼ健康	明白
②疾患診断	わずかに歯根吸収	根尖病変
③治療必要度	低い	高い
④治療方法	隔壁必要	冠除去＋コア削合
⑤術者の能力	可能	可能
⑥患者選択	非外科選択	非外科選択

もっとも大きな問題は|4の感染根管由来のフィステルを解決すること．そのため|4番から治療を開始する．|3の根尖部の問題は小さく，若干歯根吸収が認められる程度であり，再根管治療の必要性は低い．|3のクラウンはひとまず仮着し，根管治療を希望するかどうかを考えていただいた．

3章　スカンジナビア流　再根管治療の診査・診断の実践

3章-6　違和感を伴うブリッジの支台歯の場合

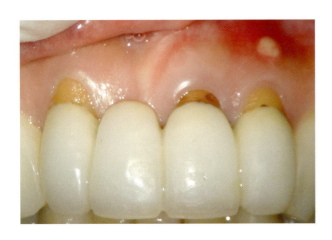

図3-6-1　|2にフィステルをともない来院された40代女性．違和感があるということであった．

　患者はサポーティブセラピー中に|2頬側にフィステルが出現し来院された40代女性（図3-6-1）．過去に矯正歯科治療の既往があり，隣接歯|1も過去に問題（感染）が発生し，根管治療が行われた．治療後10年の月日が経過し，生活環境も変化してう蝕リスクも高くなってきた．本症例での問題は|2に関連する感染で，根尖部にX線透過像が発現しているため，疾患が進行中と診断できる．
　さらに歯根中央部には，歯根吸収を示唆するX線透過像が|1 2 3にも存在（図3-6-2a,b）．歯根吸収のメカニズム（すなわち外傷と感染が存在）を考慮すると根管内の感染除去が必要とされる．予後不良の複数の歯を支台にしたブリッジが存在するため，今回はフィステル消失を目的とし，根管内の感染除去を行うこのみとした．そのために，ブリッジは保存削合，メタルポスト削合，再感染根管治療を非外科的に行うこととした（表3-6-1）．

3章-6　違和感を伴うブリッジの支台歯の場合

図3-6-2 a,b

|1：前回治療後10年となる|1は，その当時は腫脹と疼痛をともない来院されたが，口蓋側部にパーフォレーションが存在，その部の感染をとることで，その後臨床症状等はなく10年間メインテナンスに通われていたが，今回はその隣の歯の問題が発覚した．|1 |2 ともに歯根吸収の兆候が認められる．

|2：10年前の|2の歯根膜腔は根尖部にわずかに拡大が認められる以外は，ほぼ正常で歯槽硬線も正常であった．

今回の診査では，|2の根尖部における歯根膜腔の消失，歯槽硬線の消失が明らかである．一方の　の歯根膜腔は正常，歯槽硬線は正常であり，少し気になるのは歯根吸収らしき像である．|1の口蓋側に存在する歯根吸収像は10年前よりも大きくなったかもしれないが，今回は|2にも確認できる．外科的なアプローチが不可能ではないが，根管の感染があることで歯根吸収が引き起こされているとすると，非外科的アプローチの方が適切である．

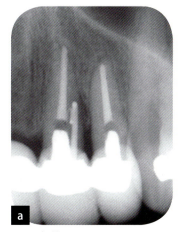 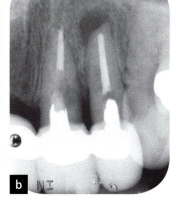

a：10年前　　　　　　　　　　b：今回診査時

この歯の大きな問題は根管内の感染によるフィステルの存在．次が根管内の感染に関連する歯根吸収である．患者は歯の保存を希望され非外科的再根管治療を選択された．

表3-6-1　再感染根管治療の意思決定手順

診断工程	|2
①疾患検知	明白
②疾患診断	特殊事情 （感染根管＋歯根吸収）
③治療必要度	高い
④治療方法	冠削合メタルポスト削合
⑤術者の能力	可能
⑥患者選択	非外科選択

3章　スカンジナビア流　再根管治療の診査・診断の実践

3章-7　違和感を伴いクラウンが外れている場合

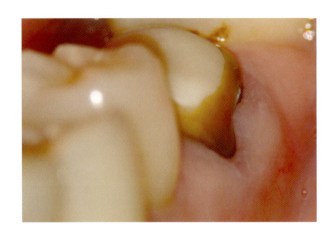

図3-7-1　 6の違和感を訴えている40代女性．別の理由で他院から転院されてきた．頬側から分岐部ポケットが存在している．患者は歯の保存を希望した．

　患者は，右下の痛みが主訴で来院された40代女性．主訴の解決後， 6に違和感を訴えたが，肉眼で見た限りは特に大きな問題はなさそうであった（図3-7-1）．X線所見にて，遠心根にパーフォレーション部の感染を示唆する透過像を確認できる（図3-7-2a〜h）．もしかしたら，前医はここにパーフォレーションがあり解決できないことがわかっていて補綴治療に進まなかったのかもしれない．

　こういった特殊事情の場合は，現状を説明し，対処可能なこととその予後を説明することで患者の判断の助けになることが多い．こちらから抜歯を勧める必要性はなく，利点，欠点，リスク，時間，費用が患者の希望とマッチする治療方法を相談することが重要である．

　本症例においては，患者は歯を保存することを希望し，非外科的アプローチを選択した（表3-7-1）．

3章-7　違和感を伴いクラウンが外れている場合

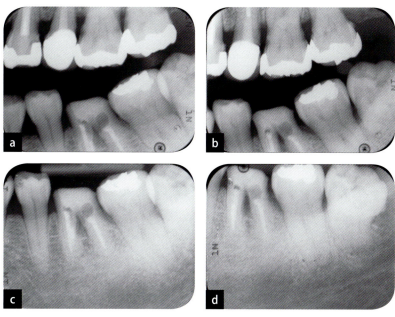

図3-7-2a〜d　バイトウィング撮影では，根分岐部への穿孔がどの付近に存在するのかを確認することができるが，根尖部にはX線透過像はない．このような場合は丁寧にレジンコアを除去する必要がある．さもなければ，自分が穿孔を引き起こすこともありうる．

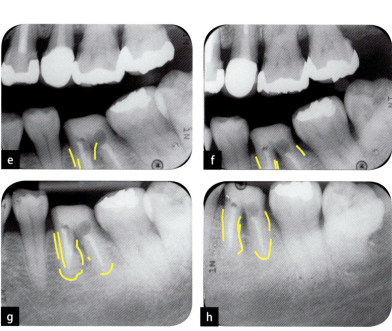

図3-7-2e〜h　遠心根の近心面には穿孔が存在する可能性がかなり高い．近心根もX線を良く読めば，パーフォレーションはないと思われる．また近心根遠心根ともに根尖部には正常な歯根膜腔が認められるため治療の必要性は低い．問題は分岐部のみの感染だが，位置的に歯周病的に予後が悪い．遠心根を抜根すると生物学的な問題は解決する．外科的なアプローチではアクセスが得られるとは限らないし，ポケットが深くなりがちである．

近心根と遠心根で診断が異なる．最も大きな問題は遠心根分岐部の感染．遠心根の再感染根管治療を非外科部に行うアプローチが適切である．予後は分岐部付近のためブラッシングが良くないと悪い．患者はすでに歯周病初期治療を受けており，健康管理に取り組まれている．可及的に歯の保存を希望され，非外科的治療を選択された．

表3-7-1　再感染根管治療の意思決定手順

診断工程	⌊6近心根	⌊6遠心根
①疾患検知	なし	明白
②疾患診断	正常	分岐部付近の特殊事情
③治療必要度	低い	高い
④治療方法	しない	コア削合
⑤術者の能力	可能	可能
⑥患者選択	しない	非外科選択

3章 スカンジナビア流 再根管治療の診査・診断の実践

3章-8 違和感を伴う単冠大臼歯の場合

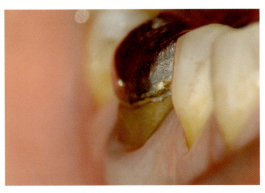

図3-8-1 主訴は6̄で適合性も悪いクラウンが装着されている．舌側にフィステルが存在し，患者は違和感を感じている．

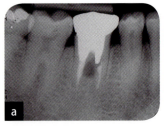 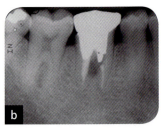

図3-8-2 a,b 6̄近心根遠心面部のパーフォレーションが疑われた症例．クラウンはギャップがあり，非常に太いメタルポストが挿入されており，その形成時にパーフォレーションした可能性が高い．部位は近心舌側である．穿孔部が深いためクラウンを除去した方がアクセスが得やすい．外科的に穿孔部にアクセスできる位置かどうかはわからないが，通常は難しい．根尖部の問題は近心根・遠心根ともになさそうである．根管治療は行わないことで同意を得た．

表3-8-1 再感染根管治療の意思決定手順

診断工程	6̄遠心根	6̄近心根
①疾患検知	なし	明白
②疾患診断	正常	根分岐部付近の特殊事情/根尖病変なし
③治療必要度	低い	高い
④治療方法	しない	クラウン除去 メタルポスト削合
⑤術者の能力	可能	可能
⑥患者選択	しない	非外科選択/根尖部は治療しない

近心根と遠心根で診断が異なる．最も大きな問題は近心根分岐部の感染．近心根分岐部の感染を除去するために非外科的に行うアプローチを行う．予後は根分岐部付近だが，やや深い位置のため，良い．患者は可及的に歯の保存を希望され，非外科的治療を選択された．無菌的治療法は第4章（図4-1-25〜29）参照．

　患者は下顎右側大臼歯部の違和感をともない来院された50代男性（図3-8-1）．口腔内からの所見では舌側にフィステルが確認できた．X線画像によれば，メタルポストコアが大きく入っており，取り除くことさえもはばかられる（図3-8-2）．通常のクラウン除去，メタルコア除去の非外科的根管治療では間違いなく歯質を薄くしてしまい，歯根破折の危険性がさらに大きくなることを患者は心配していた．ひとつの方法として，ゆっくりとメタルコアを削除して，その部分の感染のみを除去する方法を示したところ，同意を得られたため，非外科的に分岐部の感染を除去することとした．本症例においては根尖部の問題よりも歯質が薄いなど，根管自体よりも他の問題の方が重要度が大きいことから，費用対効果性，時間対効果性を考えると根尖部の治療はそれほど重要ではない．幸いなことに根尖部には病変が検出できないため，根管治療は行わない方針とした（表3-8-1）．

3章-9 症状がない単冠下顎大臼歯の場合

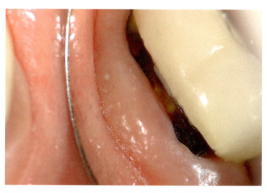

図3-9-1　患者は口腔内全体に根面う蝕が認められる40代女性．写真は7⏌の頬側面の状態．舌側の根面う蝕の方が，頬側よりも少し悪化した状態である．他院にて5年以上前にこのメタルボンドクラウンに穴を開けて抜髄治療された経緯がある．補綴物は再製したいという希望があるが，果たして根尖部はどうなっているだろうか．

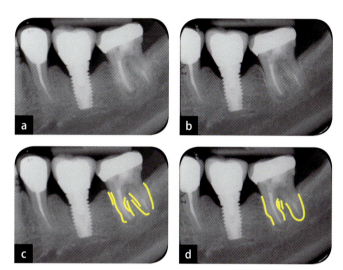

図3-9-2 a〜d
(a)(c)：偏近心投影．近心根根尖部に歯根膜腔および歯槽硬線の消失が認められ，X線透過像が認められる．インプラント周囲に歯槽骨の減少が認められる．
(b)(d)：ほぼ正方線投影．近心根根尖部に歯根膜腔および歯槽硬線の消失が認められ，X線透過像が認められる．インプラント周囲に歯槽骨の減少が認められる．

表3-9-1　再感染根管治療の意思決定手順

診断工程	⏌6近心根	⏌6遠心根
①疾患検知	明白	なし
②疾患診断	根尖病変	正常
③治療必要度	高い	低い
④治療方法	クラウン除去 コア削合	クラウン除去 コア削合
⑤術者の能力	可能	可能
⑥患者選択	非外科選択	非外科選択

近心根と遠心根で診断が異なる．最も大きな問題は近心根根尖部の感染．非外科的に行うアプローチが適切である．部位的に，またサイズ的に外科的なアプローチは難しい．患者はすでに健康管理に取り組まれており可及的に歯の保存を希望し，非外科的治療を選択した．

　患者は臨床症状はないが，口腔内の健康管理のための通院中の40代女性．7⏌の舌側に根面う蝕の治療が必要とされた（図3-9-1）．さらにX線所見により，7⏌の近心根には根尖部の病変が診断された（図3-9-2）．患者は根管治療と補綴治療を希望した．根面う蝕が存在し，その後に補綴治療となるため，メタルボンドクラウンは外すこととなり，一時的にレジンの仮歯を装着することとした（表3-9-1）．⏌6には10年ほど前に不良インプラント治療が他院で行われているが，ブラッシング強化による経過観察中である．⏌5は他院で治療中に痛みが取れず，当院に緊急来院，抜髄，補綴治療済み（3年経過）である．

67

3章　スカンジナビア流　再根管治療の診査・診断の実践

3章-10　症状がない単冠前歯の場合（フェルールなし）

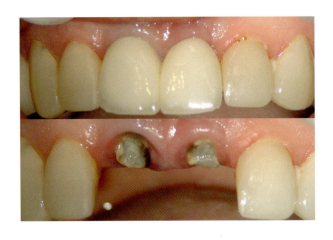

図3-10-1　主訴は前歯部のクラウン2本が脱離したとのことであった．当然，取れたままでは審美性が損なわれるため，仮歯が必要である．しかし残存歯質も少なく，さらに根面う蝕が進行しているうえに歯肉に炎症がある．仮歯を作製しようにもコアがない．コアを作製するのは良いが，根管治療は必要かどうかの判断が先となるジレンマがある．

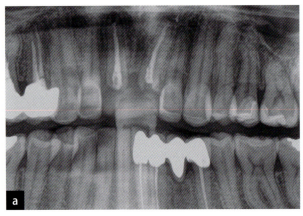

図3-10-2a　根尖部には歯根膜腔および歯槽硬線が消失，X線透過像が存在．問題があり，根管治療の必要性が高い．しかし，このままでは無菌的な根管治療を行うことは困難である．ひとつのオプションとして前医の根管治療を信じて補綴治療のみ行うことにし，問題が発生した場合には外科治療を行うという方法も説明．選択にないわけではないが，患者は非外科的根管治療を今行ってから補綴治療に進むことを選択した．

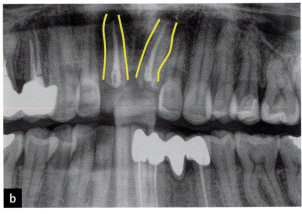

図3-10-2b　咬合も切端咬合気味で，側方運動時には上顎切歯でガイドしているため，仮歯に負担がかかりやすい．留学する前まではコア付きの仮歯を2本作製して仮歯が取れないように配慮したことが多かったが，取れた際には根管内が感染しやすく，再治療が必要になる可能性がある．また治療中には無菌治療が不可能となる．

　　患者は上顎前歯部の補綴装置が2本脱落し来院した40代男性．咬合習癖がありそうだが，習癖が問題になる以前にリテンションがまったくないクラウンが脱離してきた．歯肉縁下まで形成されていたのか歯肉は炎症をともない，良い状態ではない（図3-10-1）．数年前に補綴治療されたが，根管治療はそれよりも前に行われている．根尖部では歯根膜腔および歯槽硬線が消失し，X線透過像が存在（図3-9-2a, b）している．

68

3章-10　症状がない単冠前歯の場合（フェルールなし）

表 3 -10- 1　再感染根管治療の意思決定手順

診断工程	1⌋	⌊1
①疾患検知	あり	あり
②疾患診断	根尖病変	根尖病変
③治療必要度	高い	高い
④治療方法	隔壁＋仮歯	隔壁＋仮歯
⑤術者の能力	可能	可能
⑥患者選択	非外科選択	非外科選択

1⌋も⌊1 も根尖部に病変が存在する．もっとも大きな問題は治療中の感染予防と感染除去．非外科的アプローチを行うが，隔壁としてレジンでコアを製作し，仮歯を作製（主訴の解決）．コアからレジンを削合し根管へアクセスすることとした．患者は可及的に歯の保存を希望され，非外科的治療を選択された．無菌的治療法は第 4 章（図 4 - 1 -33〜36）参照.

　このことから，治癒していない確率が高く，根管治療の必要性が高い．しかし，このままでは無菌的な根管治療を行うことは困難である．前医の根管治療を信じて補綴治療のみ行うこと，問題が発生した場合には外科治療の可能性が出てくることも説明したところ，患者は非外科的根管治療を先に行ってから補綴治療に進むことを選択した（表 3 -10- 1 ）.

3章 スカンジナビア流 再根管治療の診査・診断の実践

3章-11 症状がない単冠上顎大臼歯の場合

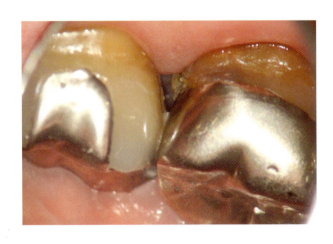

図3-11-1 6|（クラウン）と7|（インレー）の状態．クラウンにはギャップがありブラッシングが難しく患者はクラウン再製を希望された．

　患者は6|補綴治療希望の40代男性（図3-11-1）．臨床症状はない．X線所見より，6番近心根に未治療の根管が存在することに起因すると思われる根尖部X線透過像が認められる．本症例のように歯根上に黒い線が認められる場合，その線は歯根の外形，根管，破折線などである疑いがあるが，この例では未治療根管であろうと思われる．またその感染による根尖部X線透過像との関連があると思われる（図3-11-2 a,b）．補綴治療が必要とされる場面では，根管内の状態はベストな状態にしておくことが望ましいため，治療必要度は高い．未治療根管が存在することから，外科治療は適応ではなく，治療オプションは非外科的根管治療となり，クラウンを除去し，コアを削合して根管にアクセスしていく（4章図4-1-23，24参照）．

3章-11　症状がない単冠上顎大臼歯の場合

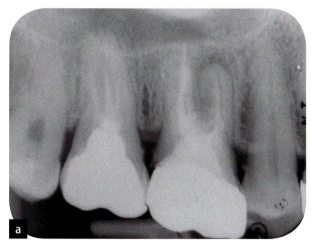

図3-11-2a　口腔内全体の診査を希望された際に偶然X線撮影により根尖部透過像が発見された無症状の6|である。以前の治療はまったく忘れるほど前である。

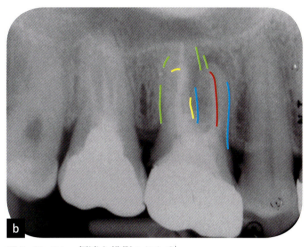

図3-11-2b　偏遠心投影された6|
X線的にははっきりと黒いライン（赤線）が見えているため（本症例では近心頬側）、根管が見逃されている可能性が高い。患者は根管治療およびクラウン再製を希望された。コアはレジンのようであるため、アクセスは比較的に簡単であるが、髄床底部までかなりレジンコアが入っている感じがあり、根分岐部付近にパーフォレーションの可能性もある。

表3-11-1　再感染根管治療の意思決定手順

診断工程	6|遠心根	6|口蓋根	6|近心根
①疾患検知	なし	不確か	明白
②疾患診断	なし	不確か	根尖病変/特殊事情
③治療必要度	低い	高い	高い
④治療方法	クラウン除去/コア削合	クラウン除去/コア削合	クラウン除去/コア削合
⑤術者の能力	可能	可能	可能
⑥患者選択	非外科選択	非外科選択	非外科選択

近心根と遠心根、口蓋根で診断が異なる。もっとも大きな問題は近心根根尖部の感染。非外科的に行うアプローチが適切である。近心根であれば部位的に外科的なアプローチは不可能ではないが、根管治療のクオリティが不十分であるのみならず、未治療根管が疑われるため、外科的治療は不適切である。患者はすでに健康管理に取り組まれており可及的に歯の保存を希望し、非外科的治療を選択した。

3章　スカンジナビア流　再根管治療の診査・診断の実践

3章-12　症状がほぼない上顎大臼歯を含む連結歯の場合

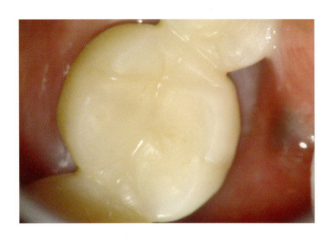

図3-12-1　一見，問題がない修復物のようであっても，健康管理に取り組まれていると，ブラッシングを行いにくいことに気がつくことが多い．補綴物には若干ギャップがあり，歯肉に炎症があるのか，違和感を感じているようであった．

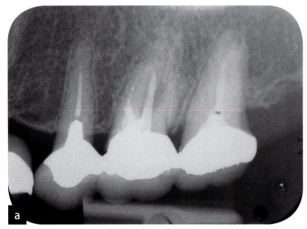

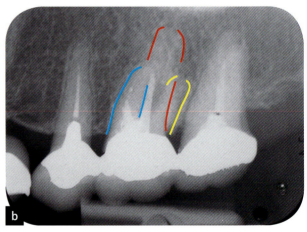

図3-12-2a　メタルボンドクラウンが3本連結されている．疑わしいのは|6である．根尖部ではない部分にX線透過像が認められる．分岐部付近にパーフォレーションが存在するかもしれない．口蓋根，近心根は根管充填が適切なスタンダードには達していない．また遠心根にはまったく根管治療が行われた形跡が認められない．問題をはっきりさせるために|6を除去すること自体は可能だが，|5　|7の切断面もスムーズにする必要も増える．まずはこの|6を救うことができるのかを確認するためにも，最小限の治療を選択し，後に補綴治療に移行するのか，あるいは全体の補綴治療に移行していくのかの判断を行うこととした．

図3-12-2b　根管充填剤，根尖病変により状況が判別しにくいが，明らかに根尖部が正常ではなさそうなのは遠心根．分岐部付近にも大きなX線透過像がスーパーインポーズしており，特殊事情が存在する歯と思われる．

3章-12　症状がほぼない上顎大臼歯を含む連結歯の場合

表3 -12- 1　再感染根管治療の意思決定手順

診断工程	⌊6近心根	⌊6口蓋根	⌊6遠心根
①疾患検知	なし	不確か	明白
②疾患診断	なし	不確か	根尖病変 特殊事情
③治療必要度	低い	低い	高い
④治療方法	クラウン コア削合	クラウン コア削合	クラウン コア削合
⑤術者の能力	可能	可能	可能
⑥患者選択	非外科選択	非外科選択	非外科選択

近心根と遠心根，口蓋根で診断が異なる．最も大きな問題は遠心根根尖部および分岐部の感染．遠心根の根管治療未治療根管が疑われるため，外科的治療は不適切で，非外科的に行うアプローチが適切である．患者はすでに健康管理に取り組まれており，可及的に歯の保存を希望したため，非外科的治療を選択した．

患者は50代男性．⌊6 の不適合補綴装置の治療を希望して来院した50代女性（図3 -12- 1）．X線所見より，不確かな病変および分岐部付近にX線透過像が存在する（図3 -12- 2 a,b）．また治療を受けた形跡が認められない遠心根の根尖部にもX線透過像が認められる．もっとも大きな問題は分岐部付近の特殊事情であり，次の問題が遠心根管の感染，さらに他の根管の治療のスタンダードとなる．

これらを改善することができる場合は保存，そうでなければ抜歯（抜根）のオプションもある．患者は健康管理に取り組まれていることからも保存の方向を希望されたため，まずは歯がどのような状況なのかを知るために，クラウンおよびコアを削合し，状況を確認することのみを勧めた（表3 -12- 1）．

3章　スカンジナビア流　再根管治療の診査・診断の実践

3章-13　症状がない下顎前歯を含むブリッジの場合

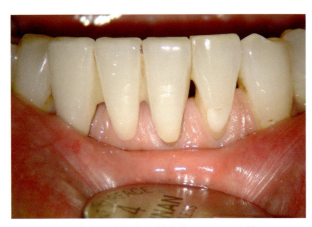

図3-13-1　患者は定期的に健康管理のため来院していた50代男性．無症状で，10年ぶりにX線撮影を行った．

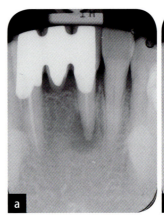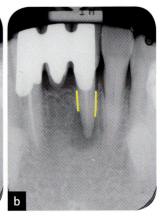

図3-13-2 a,b　臨床症状なし，偶然撮影したX線に ⌈1 根尖部に比較的大きなX線透過像が確認された．10年前には根尖部に透過像は認められなかった．問題が進行中であることを示す．

表3-13-1　再感染根管治療の意思決定手順

診断工程	⌈1
①疾患検知	明白
②疾患診断	感染根管
③治療必要度	高い
④治療方法	ブリッジ保存冠コア削合
⑤術者の能力	可能
⑥患者選択	非外科選択

この歯の大きな問題は根管内の感染によるX線透過像の存在．患者は歯の保存を希望され非外科的再根管治療を選択された．無菌治療は第4章（図4-1-41〜46）参照．

　過去10年間以上にわたり臨床症状はなく，X線的にも問題なかった下顎ブリッジの支台歯根尖部に比較的大きなX線透過像が偶然見つかった．正常な歯根膜腔および歯槽硬線が根尖部で消失していることから，根管の感染による進行中の根尖病変の可能性が高い．

　患者がブラキサーということもあり，若干大きく長く伸びた透過像は歯根破折も示唆することもある．それを念頭に置き，治療計画としてはブリッジを保存したまま削合し，クラックが存在した場合はまた相談ということにして非外科的なアプローチから始めた．

　以上，さまざまなタイプの再感染根管治療の診査・診断をケーススタディーとして供覧してきた．歯科治療は術者と患者のシェアード・デシジョンであるため，個々の患者ごとにその選択は異なるが，再治療の場合は単なる根管の感染以外にも特殊事情が存在することが多く，そういう中でいかに判断するかというアドバンスな内容を記述した．

4章
再根管治療の非外科的治療

4章-1　無菌治療の難易度 ……………………………… 76

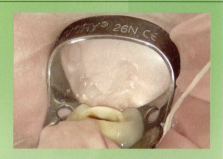

4章-2　再根管治療における根管口明示とガッタパーチャ除去 …… 104

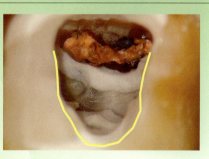

4章-3　実際の再根管治療 ……………………………… 116

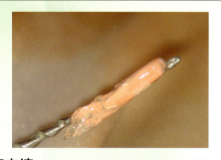

4章-4　再根管治療における根管充填 ……………………… 132

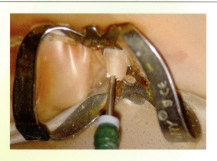

4章　再根管治療の非外科的治療

4章-1　無菌治療の難易度

4-1-1　無菌治療を始める前に

　1章にも書いたように，再感染根管治療の成績は圧倒的に悪い．一般的な再根管治療の場合，以前行われた抜髄の失敗などの，感染根管治療が成功しなかったケースへの対応であるから，未治療根管の治療よりもさらに1段階難易度は上がる．根管の状況によりその成功率は異なるため，それぞれの根管の状況に応じた異なるアプローチを考えるほうが自然である．そして根管の状態が異なる以上，抜髄時と再根管治療時では術式も異なり，疾患の診断（P.25参照）が異なるわけであるから，治療方法も異なると考えた方がよいということは想像に難くない．

　2章でも述べたように，診断とは疾患の診断のみならず，その次のステップである治療上の診断（P.44参照）をも含むものである．根管治療に関して言えば，まずは根管治療を行うかどうかの必要度（治療必要度）から考えた診断，そして根管治療を行う方法のオプションとしての診断がある．治療必要度を判断するうえでは術者の能力の問題と患者の価値観，そして成功率を考慮する必要があり，実際の根管の問題だけを考えても結論は出ないことが多い．治療方法を考えるためには，そのケースでは何が問題なのか考えることが第一である．そのうえで，その問題を改善することができるのかどうか考え，治療方法を選択することとなる（表4-1-1）．それらを考慮せず一元的に非外科治療を選択したり，外科治療を選択するのでは，その成功率は下がってしまう[1]．

　非外科的根管治療というと普通はクラウンを外し，コアを外し，根管治療を行うというのが定番になっていると思われる．しかしながら，無菌的治療を徹底的に行うためにラバーダムを掛けようとすると，掛けることはできても治療中に外れてしまうなど（図4-1-1），困った症例に出くわすことがしばしばある．さらに，残存歯質のマージンが歯肉縁下であり，ラバーダムを掛けることができないような症例（図4-1-2）や，そうでなくとも歯肉から大出血があり，隔壁を作ろうにも接着が弱く，細菌によるリーケージを回避することが難しい場合（図4-1-3）もある．また特に前歯部では審美的な要求から仮歯を入れておかないと治療にならない場合もある（図4-1-4）．

　ところが，仮歯とはいえ補綴的な治療を先に行っている場合は支台歯形成を行っているため歯が非常に細くなってしまい，根管治療を行ううえで残存歯質がわずかになってしまったり，残存歯質や隔壁，コアが折れてしまったりと，簡単ではない症例

4章-1　無菌治療の難易度

表4-1-1　治療方法を決定する際に考慮する要因

ディシジョンメイキングの種類	なにを決定するか	決定に至る要因
診断学上のディシジョンメイキング	問題の検出	臨床症状・臨床所見・X線所見
	疾患らしいかどうか	時間の因子
治療学上のディシジョンメイキング	治療必要度	歯の問題（臨床症状・疾患の状態）
		術者の問題（能力・考え方）
		患者の価値観
	治療のオプション	問題の分析
		どこに問題があるのか
		その問題を治療できるのか

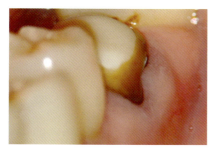

図4-1-1　主訴は違和感で，X線からは分岐部に穿孔が疑われた．ラバーダムを掛けることはできるものの，歯冠長が短いため治療中に外れてしまいやすい．

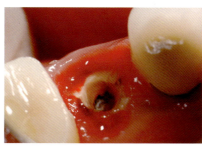

図4-1-2　主訴はクラウン脱離と根尖部歯槽粘膜からの排膿であった．残存歯質のマージンは歯肉縁下であり，掛けることができないため，普通は抜歯となるが，患者の希望により保存した．

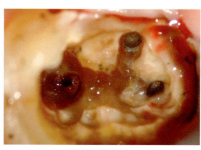

図4-1-3　主訴は口蓋側根尖部の腫脹．クラウン除去，コア除去した状態．根しか残存していないに等しい．このままでは無菌治療は不可能である．

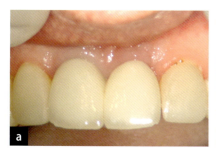

図4-1-4 a,b　主訴は前歯部の外れ．外れたままでは審美性が損なわれるため，仮歯が必要である．しかし残存歯質も少なく，診査の結果，根管治療を行う必要性も高いことがわかった．

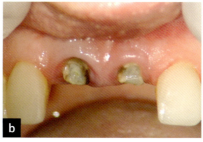

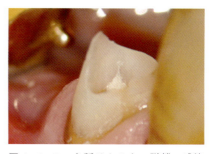

図4-1-5　主訴はクラウン脱離．感染根管治療が必要だが歯質がまったく失われているため，隔壁を作成，仮歯を作成している．運悪く，下顎の小臼歯のため，2根管存在し，アクセスを得るために隔壁をかなり削除しなければならない．仮歯脱落のリスクが高い．

に出くわすことも少なくない（図4-1-5）．

このように，実は非外科的根管治療と一言に言ってもさまざまな状況がある．したがって，私たちの考える非外科的根管治療方法では，このようなさまざまな治療においてのトラブルからその状況に合わせたいくつかの方法を編み出し，無菌的な環境を大きく崩さないような工夫をしている．

　たとえば，クラウンを外す場合と外さない場合，コアを外す場合と外さない場合ではそれぞれ治療の難易度も異なるし，歯根破折のリスク，治療中の偶発症を引き起こ

4章　再根管治療の非外科的治療

すリスク，感染を残してしまうリスク，歯根破折を見逃すリスク，新たな感染を引き起こしやすいリスクなど，非常に多くの考えるべき因子がある.

　こういったように，非外科的再感染根管治療のリスクとメリットを治療方法ごとに表にまとめた（**表4-1-2**）.

表4-1-2　それぞれの非外科的根管治療のメリットとデメリット

	無菌治療	根管治療	補綴治療
クラウン除去，コア除去	困難になることがある	根管へのアクセスが容易になる	補綴修復が必要
クラウン除去，コア削合	工夫が必要	根管へのアクセスが比較的容易	補綴修復が必要
クラウン保存，コア除去	問題なく可能	困難	補綴治療が不要
クラウン保存，コア削合	問題なく可能	非常に困難	補綴治療が不要

メリットは緑文字，デメリットは赤文字. 基本的には歯質やコアが残存しているほど，無菌治療は行いやすく，根管へのアクセスは難しくなる.

4-1-2　無菌治療の難易度別ケースセレクション

　再感染根管治療はただ単に治療すれば良いものではない. 特にその成功率は高くなく，患者の再根管治療に対する価値観も高くない場合もあるため，さまざまな観点からの考慮，配慮そして相当の努力が必要だからである. 以降では非外科的アプローチの様々な方法をそれぞれの場合で次に例を示した. またその難易度を，治療の手間，無菌治療の難易度，根管治療の難易度の3つの観点から数値化することによって，治療前の患者説明に用いることができるようにした（**表4-1-3**）.

表4-1-3　治療の手間，無菌治療，根管治療の難易度表

治療箇所の状態		治療の手間	無菌治療の難易度	根管治療の難易度
クラウン有無	クラウンなし	0	0	0
	クラウンあり・除去	+1	+1	0
クラウン保存	クラウン除去しない	0	0	+2
	セラミッククラウン	+1	0	+1
	連結クラウン	+1	+1	+1
	ブリッジ	+1	+1	+1
	前歯クラウン保存	+1	0	+1
コア除去/削合	レジンコア削合	0	0	0
	メタルコア削合	+1	0	0
	メタルコア除去	+1	+1	0
ポスト除去/削合	メタルポスト除去	+1	+1	0
	メタルポスト削合	+2	0	+2
隔壁	隔壁必要なし	0	0	0
	隔壁作成	+1	+1	+1
	メタル隔壁作成	+2	0	+2
支台歯形成	支台歯形成不要	0	0	0
	支台歯形成必要	+1	+1	+1
仮歯	仮歯作成不要	0	0	0
	仮歯作成必要	+1	0	0

4章-1　無菌治療の難易度

クラウンの有無

　クラウンが元々ない場合や，クラウンが脱離して来院された状態では治療を遮るクラウン自体がないため，無菌治療や根管治療は簡単である（+0，+0）.

　一方クラウンが存在するが根管治療のために除去するとなると手間がかかるし（+1），外してみると支台歯形成がされているため，歯にアンダーカットがなくラバーダムクランプが外れやすい（+1）. 根管治療自体は高さが低くなるため，根管へアクセスしやすくなる（+0）. 根管治療が苦手な術者や，奥に位置している歯はクラウンを外した方が治療は行いやすい.

クラウンを保存するか

　逆にクラウンを保存して根管治療を行う場合もしばしば見受けられる. 特に生活歯にクラウンが入っていて，知らない間に失活，感染したような場合では，よく行われる. 外す必要がないため，手間がかからないし（+0）クラウンにはアンダーカットがあるためクランプも外れることがない（+0）が，高さが根管へのアクセスに障害となる. 特に近心頬側根管へのアクセスが困難でかなり頬側部分を削除しないとストレートラインアクセスになりにくい（+2）.

　セラミッククラウンを保存すると，削除したことで後々治療中に欠けたり割れてきたり，手間が増えることがある（+1）. また頬側の支台歯がさらに大きく削除されているためより多くのセラミック部分を削合して根管にアクセスする必要がある（+1）.

　クラウンが連結されていたりブリッジの支台歯の根管治療を行う場合は，さらに難易度が増す. 隣接面にラバーダムシートが入り込めないため，リーケージが起こりやすい（+1）. それを防ぐために隣接面を削合したり，フロスをかけたり，隣接面をレジンで埋めたり，手間がかかる（+1）. また支台歯の方向を気をつけないと根管の方向を見誤ってしまうことがある（+1）. 歯冠部と歯根の方向が異なる場合があるため注意しないとパーフォレーションを起こしやすくなる.

　さらに前歯部のクラウンを保存する場合は頬舌的にストレートラインアクセスは得られないことが確実で，実際には切縁を越えて切削が必要だが，審美性の問題から不可能である. したがって根管治療は彎曲根管を治療する傾向になりやすいし（+1），特に下顎では舌側根管へのアクセスが不可能に近い.

コアを除去するか削合するか

　根管にアクセスするためにコアを除去するか，削合するかが必要になる. 手間がかかるのはメタルだろう（+1）. ただメタルコアになっている歯は歯質がなく，仕方なくメタルコアになっていることが多いだろう.

　除去した場合は，そのままラバーダムをかけれない場合が多く，無菌治療が難しい（+1）. したがって，リーケージ等が起こりやすい. 一方メタルコアを削合する場合は最も手間がかかるが，メタルが残存するので無菌的環境は得やすい.

4章　再根管治療の非外科的治療

メタルポストを除去するか削合するか

　特にフェルールのないようなケースにおいては，ポストが深く入っていることもあるだろう．それをすべて除去する場合は手間がかかるし歯質を多く削合しがちである（+1）．一方メタルを削合していく場合は，歯質を残すことが可能だが，気をつけないとパーフォレーションや歯根破折を起こす．またコアを支持している部分のメタルを削合するため，治療中に残したメタルコアが脱離してしまうリスクがあり，非常に手間である（+2）．メタルが残存している場合は作業長の決定もやや難しくなる（+1）．

隔壁を作る必要があるかどうか

　隔壁を作成する必要がないほど十分な歯質が残存していれば治療は楽であるが，歯質がない場合は無菌環境を確立するためにも隔壁が必要で手間を取る（+1）．
元々リーケージが起きそうな状態に対して隔壁を作成するため，モイスチャーコントロール，唾液，出血などの理由で隔壁のリーケージが起こらないように気をつけることが重要である（+1）．特に前歯部のような場合，隔壁がコアとなる場合もあり，そこを削合して根管にアクセスするのは難易度が高い（+1）．これを通常はレジンで作成するが，まだ根管治療が終了していないため，接着面が限られており，脱離のリスクを伴う．一方メタルを用いて隔壁を作成すると，技工士の質や印象操作，合着操作等の手間が増える（+2）．さらにメタル隔壁が長ければ長いだけ根管治療はアクセスしにくくなる（+2）．

支台歯形成するかしないか

　支台歯形成を行う場合には，手間がかかるのみならず（+1），歯にアンダーカットがない場合が多く，クランプがずれやすい（+1）．さらに頬側側の歯質を削除されてしまうことが多いため，頬側根管を治療する際にストレートラインアクセスを得ようと頬側側を削除すると，頬側歯質が紙のように薄くなる．一般常識的な感じで支台歯形成した咬合面から根管にアクセスしてしまうと，ファイルがまっすぐに入っていかないため根管治療は難易度が上がることを知っておくべきである（+1）．

4章-1 無菌治療の難易度

仮歯を作成するかしないか

仮歯はない方が，手間もかからず，無菌治療環境整備も根管治療も楽でよい（+0，+0，+0）．しかしながら前歯部ともなると，そうもいかず，仮歯が必要となるであろう．ところが，根管治療中の歯には仮歯を作成しようにもコアやポストを除去しているため，簡単に取れてしまいがちである．そうなれば，無菌治療が無駄になる．このように仮歯があると手間がかかることが多い（1）．

このように根管治療に関わる治療により，治療の手間や無菌治療の難易度，根管治療の難易度が変わる．この難易度は抜髄ケースと比較して，どの程度大変な治療になるかも理解できるもので，患者説明用にも重要なものである．次のページからは，さまざまな難易度のケースの実際を見ていこう．

なお，以降では上記7項目を**表4-1-4**のように簡略化した形で症例ごとに提示する．各項目について，治療の手間が増す場合は緑枠，無菌治療の難易度が増す場合は青枠，根管治療自体の難易度が上がる場合はオレンジ枠に数値を足していく．それらの数値の合計が症例の難易度となる（通常の，歯質が十分あり抜髄の場合は難易度0）．

表4-1-4　各症例の難易度記載表

クラウン有無			クラウン保存			コア除去/削合			ポスト除去/削合			隔壁			支台歯形成			仮歯			合計
クラウン有			保存の必要なし			レジンコア削合			メタルポストなし			隔壁不要			支台歯形成不要			仮歯製作不要			0
+0	+0	+0	+0	+0	+0	+0	+0	+0	+0	+0	+0	+0	+0	+0	+0	+0	+0	+0	+0	+0	0 0 0

4章 再根管治療の非外科的治療

● **難易度0：パーフォレーション部の感染を伴う下顎大臼歯**（図4-1-6〜7）

クラウン有無	クラウン保存	コア除去/削合	ポスト除去/削合	隔壁	支台歯形成	仮歯	合計
クラウン有	保存の必要なし	レジンコア削合	メタルポストなし	隔壁不要	支台歯形成不要	仮歯製作不要	0
+0 +0 +0	+0 +0 +0	+0 +0 +0	+0 +0 +0	+0 +0 +0	+0 +0 +0	+0 +0 +0	0 0 0

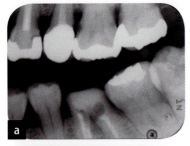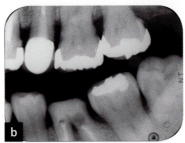
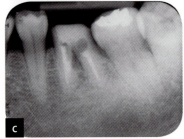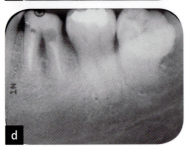

図4-1-6 a〜d ⎿6に違和感を訴えている．頬側から分岐部にポケットが存在．患者は保存を希望．根尖部にX線透過像はなく，分岐部の穿孔が疑われた．このような場合は丁寧にレジンコアを除去する必要がある．さもなければ，穿孔を引き起こすこともあり得るからである．

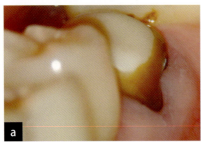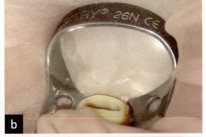
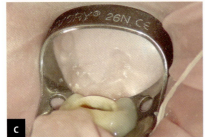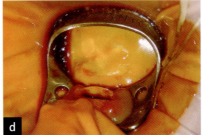

図4-1-7 a〜d （a）頬側には残存する歯質が十分あるように見える．
（b）隣接面の歯肉の位置が高いため，実際にラバーダムクランプが掛かる部位だと維持が少ない．
（c）レジンでラバーダムクランプが外れないようにする．
（d）術野を過酸化水素水とヨードで滅菌した状態．

　元々の主訴がクラウン脱離などである場合，あるいは何らかの理由でクラウンが入っていない患者の場合，すぐに仮歯を作成する必要がないことが多い（図4-1-6, 7）．したがって，残存する歯質が十分で根管治療が必要と判断された場合には，コアの削合を行い，根管を探すことになる．しかし，ラバーダムを装着する際に，支持する歯質の高さが不十分などの理由のためラバーダムクランプが外れやすかったり，掛からなかったりすることがある．その場合は，図4-1-7のようにラバーダムクランプをケタックなどのセメントやレジンで接着し，一時的にラバーダムクランプが外れないような工夫が必要である．ストレスが生じないよう，コアの部分を若干アンダーカットになるようにレジンで十分築盛してから開始するのも1つの方法である．

4章-1 無菌治療の難易度

● **難易度2：下顎大臼歯のクラウンを除去しない再感染根管治療**(図4-1-8〜10)

クラウン有無	クラウン保存	コア除去/削合	ポスト除去/削合	隔壁	支台歯形成	仮歯	合計
クラウン有	除去しない	レジンコア削合	メタルポストなし	隔壁不要	支台歯形成不要	仮歯製作不要	2
+0 +0 +0	+0 +0 +2	+0 +0	+0 +0	+0 +0	+0 +0	+0 +0 +0	0 0 2

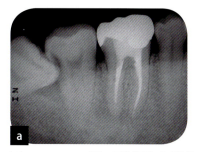
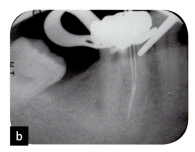
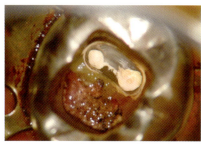

図4-1-8 a,b ⑥の再根管治療（根管ごとの診断により治療のタイミングが異なる）．クラウン除去せずに治療を行っているが，口腔内写真でもわかるとおり感染していた遠心根管は前回の治療時に根管口の部分で封鎖したままである．「感染を広げない」というコンセプトからこのように治療する．

図4-1-9 クラウンを除去せず，レジン築造を削合し根管にアクセスした例．遠心根管にはより大きな感染が存在していたため最初に治療している．遠心根管は根管口の部分で封鎖が行なわれていることに注目．

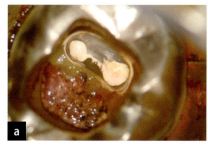
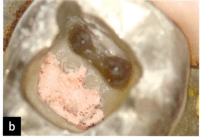

図4-1-10a,b クラウンを残す場合のメリットは仮歯が取れたり割れたりすることがないため，無菌治療が確実に進むことである．一方デメリットはクラウンの適合が悪くリーケージが存在していたり，歯根破折しているケースに気づかないことがある．

　　クラウンを残す場合のメリットは仮歯が取れたり割れたりすることがないため，無菌治療が確実に進むことである．特に臼歯部を根管治療中の患者が仮歯の脱離をともない来院されることは，前回までの無菌治療がまったく無駄になる場合もあるため，術者にとっては非常にストレスと感じることが多い．一方既存のクラウンを保存して根管治療するデメリットはクラウンの適合が悪くリーケージが存在していたり，歯根破折しているケースに気づかないことがある．クラウンを保存して治療を行うことは特にレジンで築造がなされている場合には，行いやすい（図4-1-8，9）．ただし，髄床底の地図が術者の頭の中にしっかりと理解できている場合にのみ達成できる．そこが十分でないと，コアを大きく削合する必要性が生じるのみならず，自分がパーフォレーションをしてしまう場合や，そうでなくても根管を探すことができなくなってしまうこともある．これは上顎で歯が捻転しているようなケースで特に起こりやすいので注意が必要である．クラウンを外すかどうかは根管へのアクセスが容易かどうかで判断してよい．前述した上顎のケースのように，パーフォレーションが疑わしい場合では，クラウン除去し，コアを削除した方が確実となろう．

　　また，クラウンを保存して治療を開始した場合であっても，根管が湾曲している場合や，2根管がつながっているような根管では，ガッタパーチャを除去する際での根管へのアクセスが難しいことが多く，さらなるクラウンの削合が必要となる場合が多い（図4-1-10）．

4章 再根管治療の非外科的治療

● **難易度4：クラウン・ピンのある下顎大臼歯の再感染根管治療**（図4-1-11〜14）

クラウン有無	クラウン保存	コア除去/削合	ポスト除去/削合	隔壁	支台歯形成	仮歯	合計
クラウン有・除去	保存の必要なし	レジンコア削合	メタルポスト除去	隔壁不要	支台歯形成不要	仮歯製作不要	4
+1　+1　+0	+1　+1　+0	+0　+0　+0	+1　+1　+0	+0　+0　+0	+0　+0　+0	+0　+0　+0	2　2　0

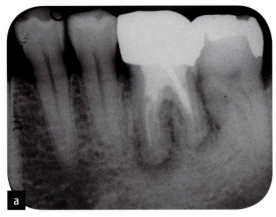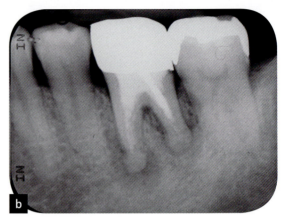

図4-1-11a,b 主訴は6番歯肉部の腫脹．他院で抜歯と宣告された．根尖部にX線透過像が存在．クラウンが存在，メタルのピンも存在する．根分岐部のX線透過像からも根管に特殊事情が存在しそうなケースである．

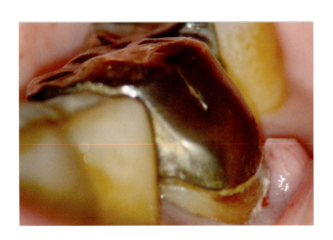

図4-1-12 クラウンが入った歯の周りの歯肉が腫脹してきたことが主訴．根管治療自体はクラウンを外した方が行いやすい．

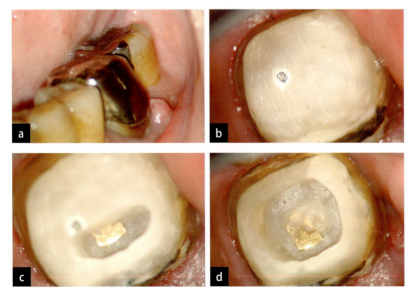

図4-1-13a〜d クラウンを除去しコアを削合していくとメタルピンが見えてきた．

4章-1 無菌治療の難易度

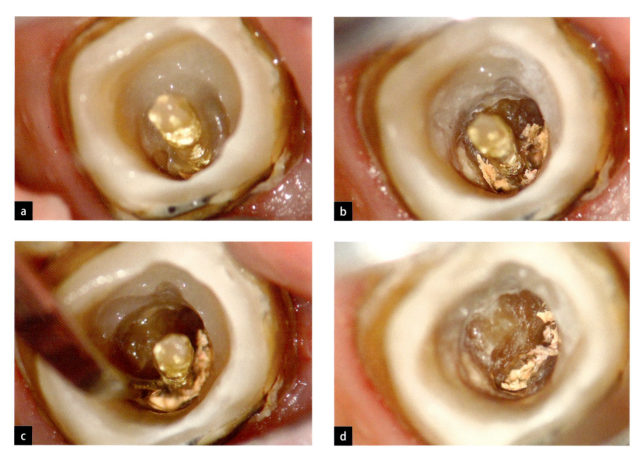

図4-1-14a〜d　メタルピンの周りのレジンを削合していきピンを超音波チップで除去すると髄床底の一部が見えてきた．ここから根管の位置を探す作業が始まる．このときは初日であったため時間の関係上，問題のある遠心根のみにアプローチしている．

　クラウンが入っていて，根尖部の問題がある場合は，まずはクラウンを除去することから始めるが，X線にてポストが存在することがわかっている場合は，ピンを除去することから始める(図4-1-11, 12)．ポスト除去に手間取ることもあるかもしれない(図4-1-13)．そして除去後は髄床底を確認したうえで，根管口を探す(図4-1-14)．ここがもっとも重要で，髄床底の地図をしっかりと理解していることが大切である．運が良いとすぐにガッタパーチャが見えるので，根管口を探すことは困難ではない．この際に歯質が十分残存している場合は，そのまま治療を開始してもよい．再根管治療を行う場合，多くの例ではそれほど緊急性が高いわけではない．したがって，まずはもっとも問題が大きいと考えられる根管から問題を確認していく作業が必要である．具体的には歯根が割れていないか，パーフォレーションがないか，未治療の根管がないかどうかなどの確認を可及的に早い段階で行うことが重要である．

4章　再根管治療の非外科的治療

● **難易度5：上顎大臼歯の連結クラウンを除去しない再感染根管治療**（図4-1-15〜20）

クラウン有無			クラウン保存			コア除去/削合			ポスト除去/削合			隔壁			支台歯形成			仮歯			合計
クラウン有			除去しない・連結			レジンコア削合			メタルポストなし			隔壁不要			支台歯形成不要			仮歯製作不要			5
+0	+0	+0	+1	+1	+3	+0	+0	+0	+0	+0	+0	+0	+0	+0	+0	+0	+0	+0	+0	+0	1　1　3

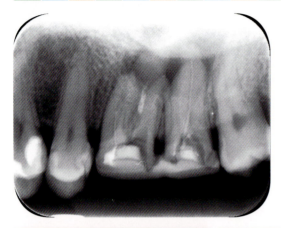

図4-1-15　主訴は根管由来の度重なる根尖部腫脹と疼痛．治療を受けていたが治らないということで紹介の紹介で来院．6 7はともに根管治療が行われているものの，そのクオリティーは低く，根尖部には大きなX線透過像が認められる．両歯は連結されている．

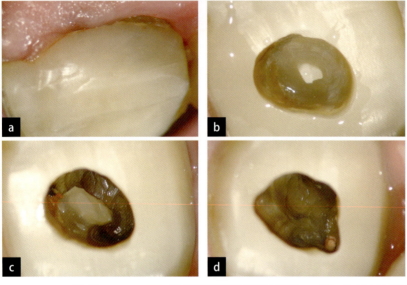

図4-1-16　7のアクセスキャビティー．6 7がレジンで築盛，連結されている．歯質の色とレジンの色を見ながら，徐々にレジンを削合．髄床底をはっきりさせると，おのずと根管の位置が明確になってくる．

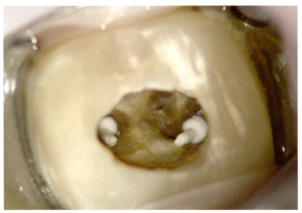

図4-1-17　ラバーダムを装着した状態．問題は連結部で，清掃性が悪いため歯肉の状態が悪いのみならず，ラバーダムシートとの密着度が低く，このままでは細菌のリーケージが起きやすい．

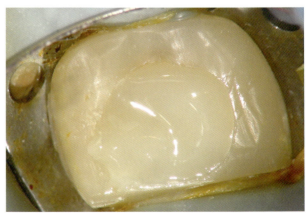

図4-1-18　ラバーダムを装着した状態．最終的にはクラウンになるため，近心（写真下）の連結部は若干削合し，ラバーダムシートが可及的に歯に密着できるようにフロスを使用している．レジンによる築盛部がしっかりしている場合は，最初から2本に分断して治療した方が無菌環境を得やすく，プラークコントロールも行いやすい．

4章-1 無菌治療の難易度

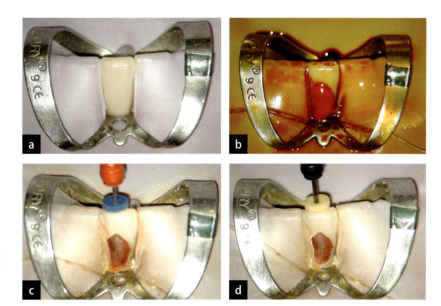

図4-1-19 ブリッジ部に対するラバーダムの掛け方の参考．ブリッジの場合のラバーダムの掛け方は非常に難易度が高い．（実際のケースは P.98 を参照）

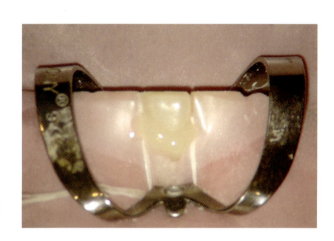

図4-1-20 ブリッジ部に対するラバーダムの掛け方の参考．レジンでリーケージを防ぐのも1つの方法である．（実際のケースは P.98 を参照）

　来院時にすでにクラウンは除去されており，コアもクラウンもレジンで作られているため，隔壁を作成する必要がない場合は，すぐに根管治療に入ることができる（図4-1-15，16）．ところが，何らかの理由で歯が隣接歯と連結されているような例ではラバーダムを装着した場合に，連結部にリーケージが起こりやすいため（図4-1-17），ラバーダムシート装着時に若干工夫が必要である．通常4つの方法でこの部のリーケージを最小にする．1つ目は連結部をやや削合すること，2つ目はラバーダムシートをラバーダムクランプで押さえる（図4-1-18），3つ目はフロスで縛る，4つ目はラバーダムシートと歯をケタックなどのセメントあるいはレジンなどで接着する方法である（図4-1-19，20）．

87

4章 再根管治療の非外科的治療

● **難易度6：下顎大臼歯のクラウン除去・仮歯作成後の再感染根管治療**（図4-1-21,22）

クラウン有無	クラウン保存	コア除去/削合	ポスト除去/削合	隔壁	支台歯形成	仮歯	合計
クラウン有・除去	保存の必要なし	レジンコア削合	メタルポストなし	隔壁不要	支台歯形成必要	仮歯製作必要	6
+1 +1	+0 +0	+0 +0 +0	+0 +0 +0	+0 +0	+1 +1	+1 +0	3 2 1

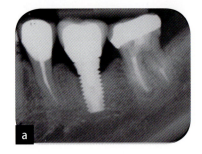 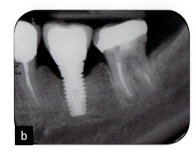

図4-1-21a,b　舌側に存在する根面う蝕をともなう⌐7．患者は根管治療と補綴治療を希望された．根面う蝕が存在し後に補綴治療となるため，メタルボンドクラウンは外すこととなり，一時的にレジンの仮歯を装着することとした．⌐6には不良インプラント治療が10年程前に他院で行われているが，ブラッシング強化経過観察中である．⌐5は他院で治療中に痛みが取れず，当院に緊急来院，抜髄，補綴治療済み（3年経過）．

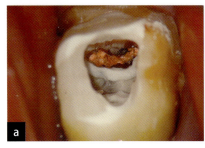 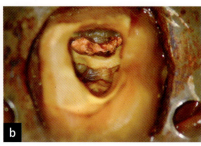

図4-1-22a,b　(a)根管探索時．(b)ラバーダム装着時．比較的ストレートな根管で，根尖部でわずかに彎曲している．初日は根尖部に問題がある近心根管のみへのアクセスを行った．歯冠形成されている歯の場合，根管へのアクセスがより辺縁部になりやすく，隔壁が薄くなることもあるので注意が必要である．

　メタルボンドクラウンを除去し，コアを削合しても，コアを隔壁として利用できるケースは比較的スムーズに無菌治療に移行できる．歯冠形成されている歯の場合，辺縁部から根管へアクセスすることになりやすく，隔壁が薄くなることもあるので注意が必要である．特に審美的な補綴治療が行われているようなケースでは，ショルダー形成やヘビーシャンファー形成が行われているために，残存歯質が薄くなってしまっていることが多い（図4-1-21）．このケースの場合は頬側と遠心の歯質が分厚いのでラバーダムクランプを掛けても壊れることはなさそうであると判断し，比較的容易に対処できるケースである（図4-1-22）．

　歯冠部が残存している歯の抜髄のような根管治療に慣れていると，クラウンを外して治療を行う際に注意しなくてはならない点がある．それはメタルボンドが装着されているような場合，頬側部がすでにかなり削除されているために，コアを削除して根管を探す際に，根管の位置が想像したよりも外側に存在することである．すでにガッタパーチャで充填されている場合には，根管を見逃すことはないかもしれないが，根管へのアクセスが難しいケースが多く，実際には残存している頬側壁を大きく削除する必要がある．

4章-1 無菌治療の難易度

● **難易度6：上顎大臼歯のクラウン除去・仮歯作成後の再感染根管治療**（図4-1-23,24）

クラウン有無	クラウン保存	コア除去/削合	ポスト除去/削合	隔壁	支台歯形成	仮歯	合計
クラウン有・除去	保存の必要なし	レジンコア削合	メタルポストなし	隔壁不要	支台歯形成必要	仮歯製作必要	6
+1 +1 +0	+0 +0 +0	+0 +0 +0	+0 +0 +0	+0 +0 +0	+1 +1 +1	+1 +0 +0	3 2 1

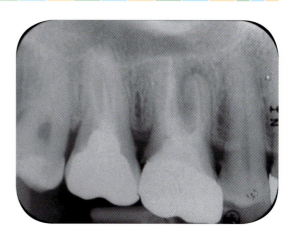

図4-1-23 口腔内全体の診査を希望された際に偶然X線撮影により根尖部透過像が発見された無症状の6̄である．クラウンにはギャップがありブラッシングが難しく，患者は根管治療およびクラウン再製を希望された．コアはレジンであると思われ，アクセスは比較的に簡単である．髄床底部までかなりレジンコアが入っている感じがあり，パーフォレーションの可能性もある．またX線的にははっきりと黒いラインが見えているため，近心頬側根管が見逃されている可能性が高い．

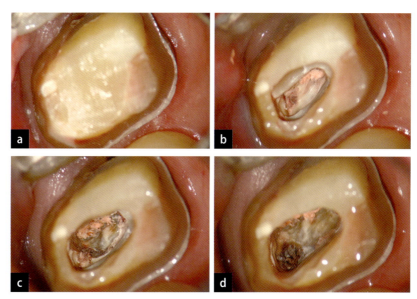

図4-1-24a～d メタルクラウン除去後，歯冠形成を行い仮歯を作成．その後根管を検出するために根管へのアクセスを得た．このケースも頬側および口蓋側の歯質が十分残存しているため，無菌治療を行うという観点からは難易度は高くない例である．

　プラークコントロールが不十分で，メタルクラウンによる修復治療自体にも問題があるケースでは，補綴治療が行われることが多い．さらにX線撮影を行った結果，根尖部に透過像が認められるような例では再感染根管治療を行ったうえで補綴治療が必要となる（図4-1-23）．その場合，将来セラミッククラウンになるとしても，根管治療前は頬側および口蓋側部分からの削合をあまり大きくしないで頬舌壁を十分残して仮歯を作成しておくと無菌治療時にストレスが少ない（図4-1-24）．

　図は上顎の大臼歯であるが，近心根管を適切に治療するためには，歯髄腔側からさらに近心頬側に向かって削合が必要になることが多く，歯質が薄くなりやすい．頬舌壁が十分厚ければ，無菌治療を行う際にラバーダムクランプは十分強固に装着でき，治療中に残存歯質が折れてしまうこともない．後に内側にパーフォレーションが存在することがわかった．

4章 再根管治療の非外科的治療

難易度7：パーフォレーションのある大臼歯の再感染根管治療（図4-1-25〜29）

クラウン有無	クラウン保存	コア除去/削合	ポスト除去/削合	隔壁	支台歯形成	仮歯	合計
クラウン有・除去	保存の必要なし	メタルコア削合	メタルポスト削合	隔壁不要	支台歯形成不要	仮歯製作不要	7
+1 +1 +0	+0 +0 +0	+0 +0 +0	+2 +0 +2	+0 +0 +0	+0 +0 +0	+0 +0 +0	4 1 2

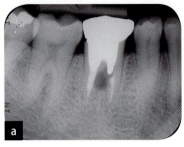
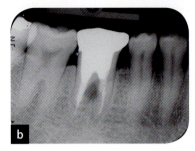
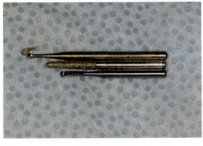

図4-1-25a,b　主訴は6⎯の違和感．舌側にフィステルが存在する．6⎯番近心根遠心面部のパーフォレーションが疑われた症例．非常に太いポストが挿入されており，その形成時にパーフォレーションした可能性が高い．部位は近心舌側である．

図4-1-26　主訴は前歯部のクラウン2本脱離．取れたままでは審美性が損なわれるため，仮歯が必要である．しかし残存歯質も少なく，さらに根面う蝕が進行しているうえに歯肉に炎症がある．仮歯を製作しようにもコアがない．

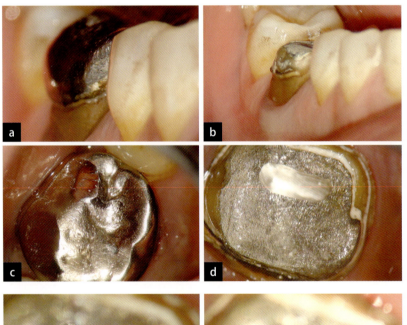

図4-1-27a〜d　6⎯メタルクラウンを除去．メタルコアがあまりにも太いため，患者はコア除去することで歯が弱くなることを心配したため，メタルコアを削合して治療していくことを選択．クラウンを除去することでメタルポストへのアクセスは行いやすくなる．

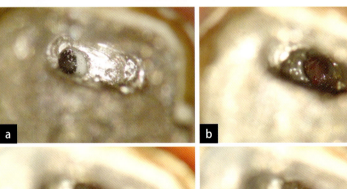
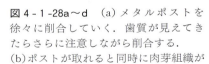

図4-1-28a〜d　(a)メタルポストを徐々に削合していく．歯質が見えてきたらさらに注意しながら削合する．
(b)ポストが取れると同時に肉芽組織が見えてくる．
(c)次亜塩素酸溶液で洗浄すると肉芽組織が取れ，パーフォレーション部が明らかとなった．同時にガッタパーチャが見えてきたが，その表面は汚れている．
(d)ガッタパーチャの上部の汚れた部分を除去．

4章-1 無菌治療の難易度

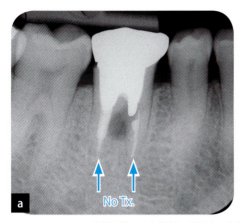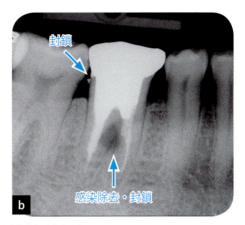

図4-1-29a,b （a）術前．（b）術後．問題の本質は近心根の遠心面へのパーフォレーションとその部の感染であることから，感染に対する治療のみを行った．根尖部への治療は行っていない．また，遠心部のクラウンのリーケージもレジンで封鎖することで防いだ．クラウンは当初付いていたクラウンを修理して仮歯の代わりに装着した．

　根管治療を行う際に，どうしてもメタルコアを除去する必要があるケースがある（図4-1-25）．浅い位置にメタルコアが存在しているのであれば，クラウンを除去するまでもなく，クラウンごとメタルコアを削合して根管にアクセスすることができる場合もある．しかしながら，あまりに長いメタルポストが入っていてクラウンから削合していくことが距離的に不可能な場合は，クラウンを外したうえで，メタルポストを削合して根管にアクセスする以外にない．クラウンのごとコアの削合が可能となる距離は自分が持っているカーバイドバーやラウンドバーの長さにより決まるが（図4-1-26），一般的に10mmを超えると除去する過程で自分がパーフォレーションを引き起こす可能性も高くなるため，超難症例となる．そのような場合に，クラウンを外すことで2mm程度削合する距離が短くなるのであれば，比較的治療が行いやすくなるため，クラウンを除去する（図4-1-27）．

　本症例においては問題である根管が近心舌側根管であるため，根管へのアクセスは比較的頬舌的に長く削除し，歯質が見えてきたら注意深くメタルを除去する．このようなクラウンを除去する場合は支台歯形成がなされているため，天然歯における根管の存在する位置とは位置関係が若干異なることを頭に入れて削合していくことが重要である（図4-1-28）．このようなパーフォレーションの存在は治療前に予想していたが，パーフォレーションが分岐部からやや遠い深い部分に存在し，ポケットが交通していないという情報は非常に重要であり，それは予後が比較的良いことを示唆する．このようなケースの本質は根管治療ではなく，パーフォレーションを伴う部位への感染であるため，患者とのディスカッションのうえ，パーフォレーション部の治療のみとし，根管内への治療は行っていない（図4-1-29）．

4章 再根管治療の非外科的治療

● 難易度7：上顎大臼歯連結クラウンを除去しない再感染根管治療（図4-1-30〜32）

クラウン有無	クラウン保存	コア除去/削合	ポスト除去/削合	隔壁	支台歯形成	仮歯	合計
クラウン有	除去しない	レジンコアなし	メタルポストなし	隔壁不要	支台歯形成不要	仮歯製作不要	7
+0 +0 +0	+1 +1 +5	+0 +0 +0	+0 +0 +0	+0 +0 +0	+0 +0 +0	+0 +0 +0	1 1 5

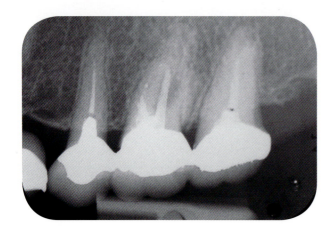

図4-1-30　メタルボンドクラウンが3本連結されている。疑いがあるのは6である。根尖部ではない部分にX線透過像が認められる。分岐部付近にパーフォレーションが存在するかもしれない。口蓋根には根管充填が不十分で、遠心根にはまったく根管治療が行われた形跡が認められない。問題をはっきりさせるために6を除去すること自体は可能だが、5 7の切断面もスムーズにする必要も増える。まずはこの6を救うことができるのかを確認するためにも、最小限の治療を選択し、後に補綴治療に移行するのか、あるいは全体の補綴治療に移行していくのかの判断を行うこととした。

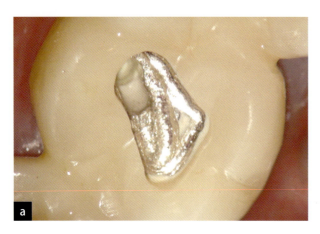
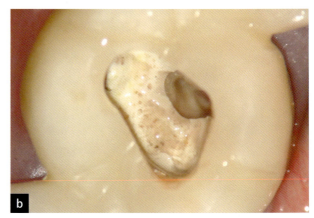
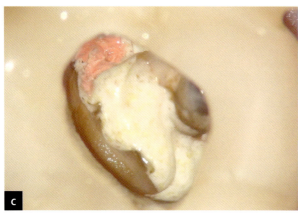
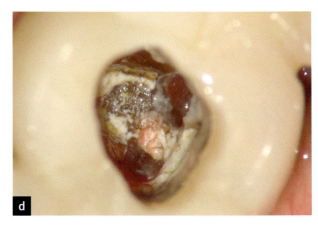

図4-1-31　連結クラウンを除去せず治療した例
a：メタルボンドクラウンが連結装着されている。現在のところ、根管由来に問題がありそうな歯は6のみである。メタルボンドクラウンのうえから削合して根管にアクセスすることとした。幸いにもメタルボンドクラウンの下には深いメタルコアがあるわけではなく、アクセス可能と判断した。実際にはメタル部分をゆっくりと削合した結果、メタルの下にはセメントが存在することがわかった。
b，c：セメントをゆっくりと削合していると、遠心根付近から排膿していることがわかった。
d：セメントをすべて除去し、洗浄するとパーフォレーションしていることがわかった。患者は歯の保存を希望された。この時点で出血により遠心根管は見えない。

4章-1　無菌治療の難易度

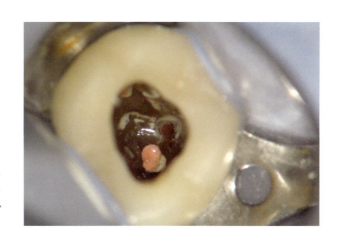

図4-1-32　根管がどこに存在するのかがわかるまではラバーダムは装着しないことをお勧めする．しかしパーフォレーション部の治療時には無菌環境を確立しておくことが必要である．

　メタルクラウンを削合していくことと比較して，メタルボンドクラウンを削合することは難易度が若干増す．しかしクラウンの下にメタルコアが存在しないケースでは，比較的うまくいくかもしれない．図の例では3本のメタルボンドクラウンが連結されているため，クラウンが脱離する可能性は皆無に等しい（図4-1-30）．メリットは，場合によっては補綴物を再製する必要がない点である．特にごく最近補綴治療を受けた患者や，歯科治療に失望している患者には適応となりやすい．すなわち，せっかく費用をかけて治療を行ったのに，歯自体に問題が存在するということを知った患者の気持ちに整理がつくまでは，（時間がかかり費用がかかるような）大きな治療は行いにくい．そのような場合には，とりあえず，この歯が助かるのかどうかわかるまでは補綴治療を行わないで，問題に対する原因除去治療のみをやっていくことは，患者の同意を得やすい．デメリットはマージン部からのリーケージがある可能性とメタルと異なり，セラミックは削合すると壊れやすくなることで患者に伝えておく必要がある．

　根管がどこに存在するのかがはっきりわかるまではラバーダムは装着しないことをお勧めする（図4-1-31）．しかし根管口明示が確実に終了し，パーフォレーション部の治療を行う際には無菌環境を確立しておくことが必要である（図4-1-32）．

4章 再根管治療の非外科的治療

● 難易度7：審美性の要求される部位の再感染根管治療（図 4 - 1 -33〜36）

クラウン有無	クラウン保存	コア除去/削合	ポスト除去/削合	隔壁	支台歯形成	仮歯	合計
クラウン無	保存の必要なし	レジンコアなし	メタルポストなし	隔壁必要	支台歯形成必要	仮歯製作必要	7
+0 +0 +0	+0 +0 +0	+0 +0 +0	+0 +0 +0	+1 +1 +1	+1 +1 +1	+1 +0 +0	3 2 2

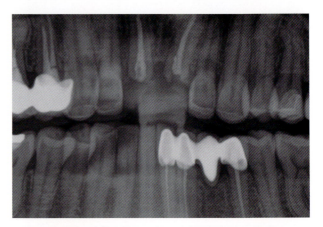

図 4 - 1 -33　主訴は前歯部の連結クラウン脱離．当然患者は歯がないと困る．コアがない状態からコアを作成したいが，根尖部に問題があり，根管治療の必要性が高い．しかし，このままでは無菌的な根管治療を行うことは困難である．

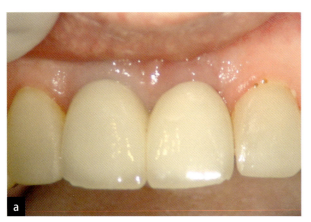
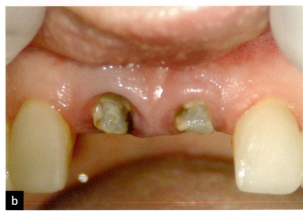

図 4 - 1 -34a,b　初日は治療計画の説明と脱離したクラウン装着のみで，次回治療を行うかどうかを決断し，次回から治療を受ける場合は，まずレジンコア（隔壁として利用）を2本作成し，仮歯作成を行う．その後レジンコアを削合して根管治療を行う予定で2時間の予約を取る必要があることを説明する．

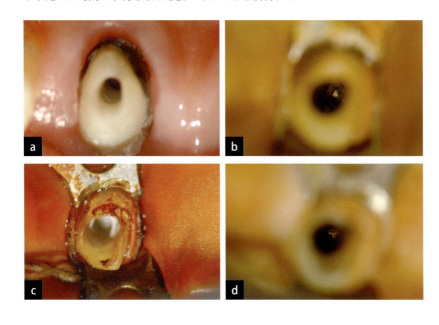

図 4 - 1 -35a〜d　患者は治療を希望した．レジンコアを作成後，根管へのアクセスのために小さなアクセスホールを，レジンコアを作成した日に作っておく．そうすることで根管の方向を誤ることが少なくなるからである．根尖までガッタパーチャが見える方向でアクセスホールを作成することが重要である．

4章-1　無菌治療の難易度

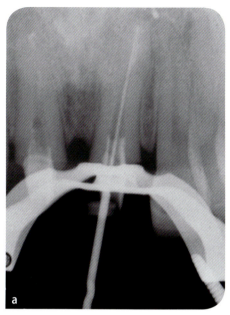 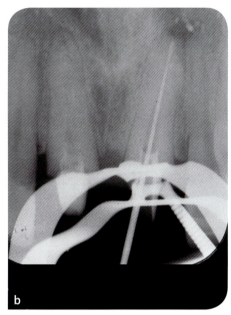

図4-1-36a,b　根管治療中のデンタルX線写真．ストレートラインアクセスであったとしても，ガッタパーチャの除去は難しいことが多い．必ず，X線撮影を行い残存したガッタパーチャがないことを確認した方が良い．

　最後臼歯や急患であれば，咬合や審美性を考慮する必要はないが，それが前歯部であった場合は状況が異なるであろう．まったく維持のない状態のクラウンの脱離が主訴（図4-1-33）で，その装着を希望された患者に対し，治療の必要性をディスカッションした結果，患者は根管治療から治療を開始していくことを希望された（図4-1-34）．暫間的なレジンコアを作成し，仮歯のリテンションとすると同時に，レジンコアを削合しての根管治療が必要とされた（図4-1-35，36）．この際，患者に咬合習癖がある場合や，過蓋咬合の状態で仮歯が装着されているとレジンコアが折れてくることがあるので，下顎の側方および前方運動での力のかかり方への配慮が必要である．

4章　再根管治療の非外科的治療

難易度7：緊急治療を伴う上顎大臼歯部の再感染根管治療（図4-1-37〜40）

クラウン有無	クラウン保存	コア除去/削合	ポスト除去/削合	隔壁	支台歯形成	仮歯	合計
クラウン有・除去	保存の必要なし	メタルコア除去	メタルポストなし	隔壁必要	支台歯形成不要	仮歯製作不要	7
+1　+1　+0	+0　+0　+0	+1　+1　+0	+0　+0　+0	+1　+1　+1	+0　+0　+0	+0　+0　+0	3　3　1

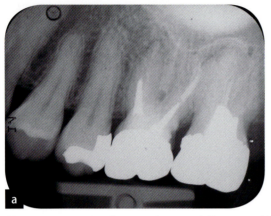 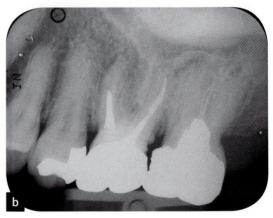

図4-1-37a,b　クラウン，メタルコアが入っている|7．主訴は口蓋側歯肉腫脹と疼痛．急患対応が必要であった症例．X線的に残存歯質がほとんどないことがわかる．

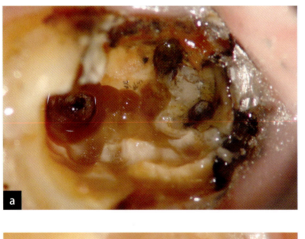 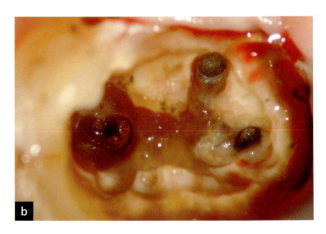
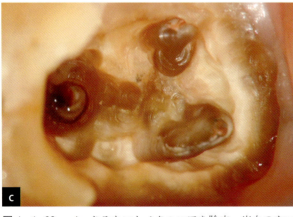 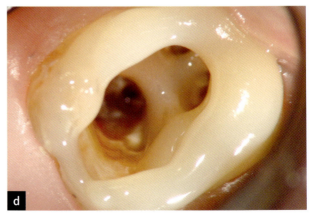

図4-1-38a〜d　クラウンとメタルコアを除去．出血のない状態をつくり隔壁を作成．

4章-1　無菌治療の難易度

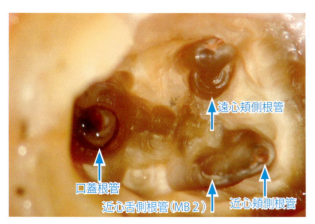

図4-1-39　確実に根管の存在の有無を確認する．

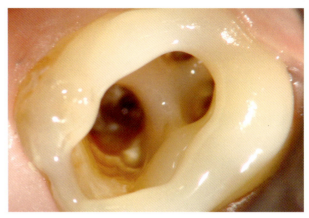

図4-1-40　根管の存在しない部分はすべての部分を接着に利用するつもりでレジン隔壁を作成することで，隔壁の脱離が起こらなくなる．またブラッシングしやすい環境にすることも重要である．

　前述のケースのように歯質が十分に残存している，あるいはコアを隔壁として利用できるケースは良いが，残存歯質が少なくラバーダムが掛からない場合や辺縁からのリーケージが起こりやすいと思われる場合は隔壁を作成する必要がある．X線で確認した際にメタルコアが入っているようなケースがこれに該当するが，難易度の高いケースとなる（図4-1-37）．もちろん，クラウン除去やコア除去といったステップは日常的に行えていると思われる読者も多いだろう．確かに，無菌的な根管治療を行うという前提がなければ誰でもが行っている過程だと思われるが，無菌治療を行うことを視野に入れた場合は，超難症例になってしまう（図4-1-38）．特にう蝕が歯肉縁下や歯肉同縁まで進行している際には，歯肉溝浸出液などにより隔壁の接着が阻害されやすいため，注意が必要である．せっかく無菌的な環境を作ったうえで根管治療を行っていても，隔壁が脱落してしまうと，前回までの無菌的治療がまったく台無しになってしまう．接着力が最大になるように考えて，ひとつひとつのステップを丁寧に行うことが非常に重要である．しかも隔壁を作成する際には，その前に見逃し根管がないことを十分に確認したうえで，利用できる歯質をすべて接着に利用するという気持ちで作成するとよい（図4-39，40）．

4章　再根管治療の非外科的治療

● 難易度9：下顎前歯ブリッジのクラウンを除去しない再感染根管治療（図4-1-41～46）

クラウン有無	クラウン保存	コア除去/削合	ポスト除去/削合	隔壁	支台歯形成	仮歯	合計
クラウン有	セラミック・ブリッジ・前歯保存	レジンコアなし	メタルポストなし	隔壁不要	支台歯形成不要	仮歯製作不要	9
+0 +0 +0	+3 +1 +5	+0 +0 +0	+0 +0 +0	+0 +0 +0	+0 +0 +0	+0 +0 +0	3 1 5

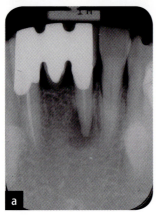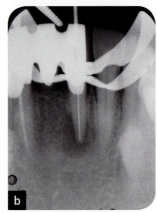

図4-1-41a,b　a：診査時のX線写真．歯根膜腔および歯槽硬線が消失し，歯根膜腔の延長上に根尖を含むやや長楕円の透過像が認められる．また根尖部には根管充填が十分とは言えないことから，根管と関連があるように思われる．また10年前のX線写真では正常であった．
b：根管形成確認時．適切な作業長で根管治療が行われていることを確認する．2根管目は見つかっていない．

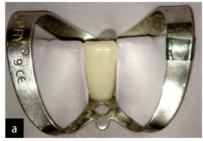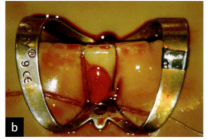
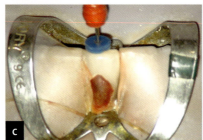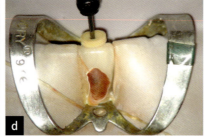

図4-1-42　ブリッジのラバーダム装着方法
a：通法どおりにラバーダムを装着するとブリッジのポンティック側にリーケージができる．
b：ラバーダムシートとブリッジのクラウンとの間の隙間は，セメントあるいはレジンで封鎖する．過酸化水素水とヨードで術野の滅菌を行う．
c：#25のファイルを挿入しX線を撮影し，作業長を確認する．
d：#40のファイルまで根管形成後，X線を撮影し，適切に治療されたかどうかを確認する．

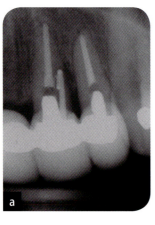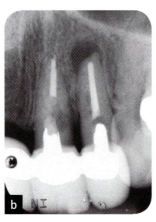

図4-1-43　(a)10年前．(b)今回診査時．|2でフィステルをともない来院された．前回治療後10年となる1|は，その当時は腫脹と疼痛をともない来院されたが，口蓋側部にパーフォレーションが存在，その部の感染を除去することで，その後臨床症状等はなく10年間メインテナンスに通われていた．今回はその隣の歯の問題が発覚した．1|2ともに根吸収の兆候が認められる．

4章-1　無菌治療の難易度

図 4-1-44　根管へのアクセスを得る方法
a：まずは歯の方向をよく観察する．X線的には根と歯冠部の方向にズレがあると誤った方向を削合してしまうことがある．このケースは近遠心的にまっすぐである．
b：セラミックの部分を若干削合することでメタルが見えてくる．メタルを削合している限り，パーフォレーションは生じない．
c：すべてのメタルポストを削合すると，合着されたセメントが見えてくる．根管内は若干汚れている．
d：セメントをさらに除去すると，ガッタパーチャが見えてくるので，可及的に真っ直ぐ見えるように上部の修復物を削合し，ストレートラインアクセスを得る．

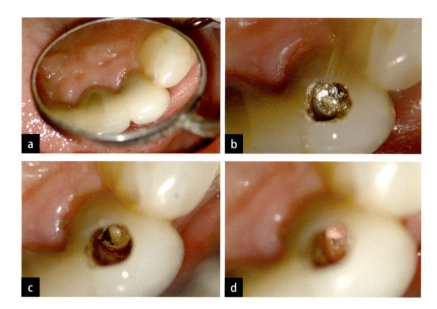

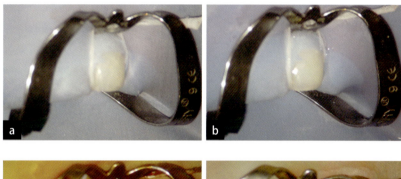

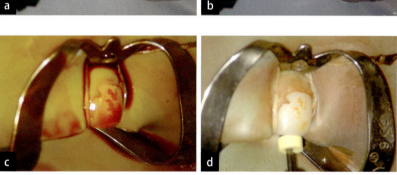

図 4-1-45　a：ラバーダムシートをラバーダムクランプで挟み込んだ状態．
b：過酸化水素水で術野のバイオフィルムを破壊する．
c：ヨードチンキで術野を滅菌する．
d：根管形成確認時，ファイル #40を入れてX線を撮影．

図 4-1-46　a：診査時
b：根管形成終了時には #40のファイルを作業長まで入れてデンタルX線写真を撮影し，治療が適切かどうかを確認する．
このケースはメタルポストをすべて除去してもブリッジの維持を失うことはなかったが，治療開始前にそれが可能かどうかを見極める必要がある．

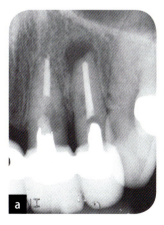
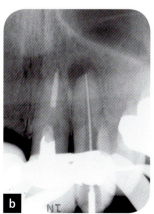

4章　再根管治療の非外科的治療

　メタルボンドクラウンにラバーダムをかける場合は，メタルクラウンとは異なりセラミックが割れないように，歯茎部にあまり大きな力がかからないようにラバーダムクランプを調整する必要がある．特にそれが前歯部である場合はなおさらである（図4 - 1 -41）．そしてこれがブリッジの支台の場合は無菌治療の難易度は高くなる．

　同じメタルボンドを保存する場合でも，前歯部となると根管治療自体の難易度が高くなる．多くの場合，根管は舌側に彎曲している為，本来アクセスは頬側から行った方が楽である．もちろん審美的な理由から，頬側から小さな穴を開けて治療できるような例は少ない．したがって，ほとんどの前歯部の根管治療は舌側あるいは口蓋側からのアプローチになってしまうことから，ストレートラインアクセスが得られない可能性が高い．今やニッケルチタンファイルは市場に多くの種類が出回っており，手に入りやすくなっているが，最低でも手用のニッケルチタンファイルを使用しないかぎりは，感染除去が困難かもしれない．

　前歯部のメタルボンドクラウンを保存する場合でもブリッジの場合では単冠の場合よりも，複数のリテンションがしっかりとしている場合には安心してラバーダムクランプをかけやすい（図4 - 1 -43）．図は10年程度前に|1 に腫脹をともない来院された患者の例であるが，その当時2|から|2までの４本ブリッジを入れて間もない時期であったため，ブリッジを外さず|1 を非外科的に根管治療を行った10年後のX線である．|1 治療当時は根尖部にX線透過像はないが，側方にX線透過像および歯根膜腔，歯槽硬線の消失が認められた．根管治療時には歯茎部より深い位置にパーフォレーション（根吸収）が認められ，根管の感染が確認された例である．

　さらに10年前にはなかった隣の|2 の根尖部に臨床症状およびX線透過像をともなっている．さすがに今回はブリッジのリテンションを考えると脱離の危険性が高くなってしまうが，まずは非外科的に根管治療を開始することを希望された．|2 のセラミックを削合し，見えてきたメタルコアを削合，除去し無菌的治療の準備を行った（図4 - 1 -46）．

4章-1 無菌治療の難易度

● **難易度17：フィステルを伴う前歯部の再感染根管治療**（図4-1-47～57）

クラウン有無	クラウン保存	コア除去/削合	ポスト除去/削合	隔壁	支台歯形成	仮歯	合計
クラウン有・除去	保存の必要なし	メタルコア除去	メタルポスト除去	メタル隔壁必要	支台歯形成必要	仮歯製作必要	17
+1 +1 +0	+0 +0 +0	+1 +1 +0	+1 +1 +0	+3 +1 +3	+1 +1 +1	+1 +0 +0	8 5 4

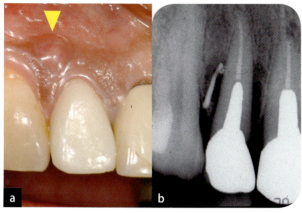

図4-1-47a,b フィステルの存在する位置からガッタパーチャを挿入してフィスチオロジーを行うことで，歯根破折あるいはパーフォレーションを疑った．メタルポストを除去後の診査により結果，歯根破折ではないことがわかった．

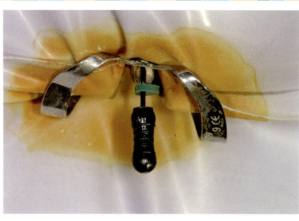

図4-1-48 ゴールドメタルの隔壁を作成．隔壁から無菌的な根管治療を行った．

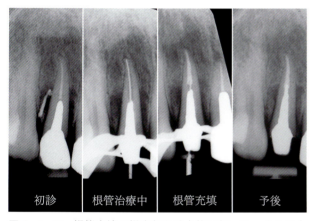

図4-1-49 根管充填は根尖部を重点的に行った．それ以上歯冠部にガッタパーチャやシーラー等があると，接着力の低下をまねくため，可及的に根尖部中心の根管充填とする．

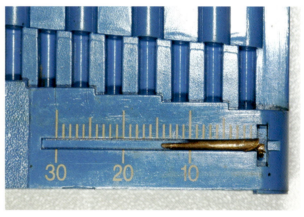

図4-1-50 根管充填後に用いるメタルポスト（ピン）．

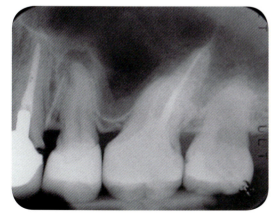

図4-1-51 セラミッククラウン脱離，装着希望が主訴で来院．ガッタパーチャを挿入しフィスチオロジー診査により，脱離した|3ではなく，|4に根尖部透過像が認められ，ガッタパーチャは，その根尖部を指していた．

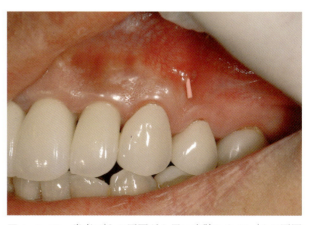

図4-1-52 患者は|3が原因だと思い来院したが，|4が原因だと判明したため，まずは|4を感染根管治療し，|3は仮着した．その後，治療の必要性およびどのように治療をしていくかについてディスカッションを行った．

4章　再根管治療の非外科的治療

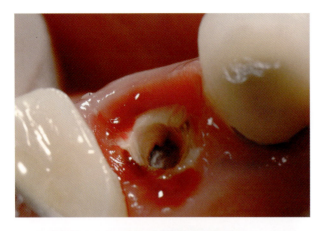

図4-1-53　|3の歯肉には炎症があるのみならず，健全歯質は歯肉縁下に存在する．もしも歯を保存するのであれば，さまざまな手順が必要となる．無菌治療はほとんど不可能に思えるかもしれないが，前述のケースと同様にメタルポストの隔壁を作成し，根管治療を行う可能性を伝えた．

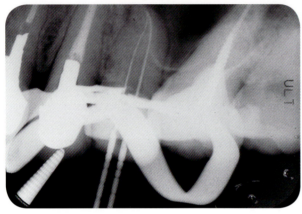

図4-1-54　|3は仮着のみ行った状態で，フィステルの原因である|4の感染根管治療から開始した．その間に患者は|3を保存するのか，その際に根管治療も行うのか，補綴治療のみを行うのかどうかを考える時間ができた．|4から治療を開始することで，もしも|3を抜歯の選択をされた場合も3－4と連結し仮歯を作成し審美性を補える可能性も高まる．

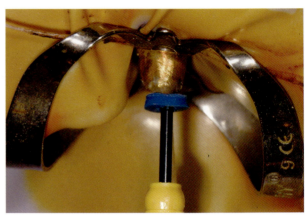

図4-1-55　メタルポストの隔壁から治療中．|3はもともと太く形成されているため，最終形態確認のファイルは#50を用いた．

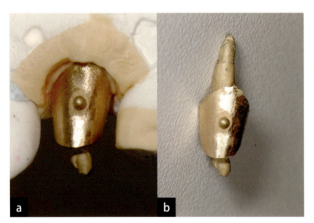

図4-1-56a,b　犬歯は下顎を誘導する要素がもっとも大きいため，この歯に根管治療を行いながら仮歯を維持していくことは相当難しい．元々太いメタルポストが入っていた歯であるため，分割メタルポストで隔壁を作成した．フェルールのまったくない歯ではあるが，治療後13年経過，現在のところ，運良く根管由来および歯肉由来，補綴などの問題は何も発生していない．

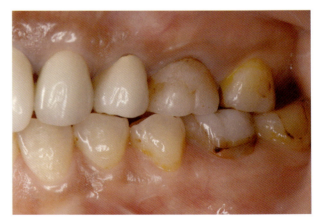

図4-1-57　根管治療，歯周病初期治療終了後，補綴治療，メインテナンスと13年続いている．

4章-1　無菌治療の難易度

　さらに難症例となるのは，メタルポストが入っている場合である．そもそもメタルポストが入っている時点でフェルールが失われているケースが多いが，メタルポストを除去するステップで，さらにフェルールが失われることが多い．メタルポスト除去後に無菌治療を行うわけだが，うまくレジンコアが機能しないような場合もしばしば存在する．具体的には，比較的頻繁に隔壁として作ったレジンコアごと仮歯が脱離してくるような例である．

　図4-1-48のように，根管治療を行う前に穴あきポストを制作‐合着し，その穴から根管治療を行った．最初にこのテクニックを編み出したのは，2002年ごろであったが，優秀な技工士に依頼して，穴開きのゴールドポストを作成した．適応は元々太いメタルコアが入っているような場合である（図4-1-47）．

　本術式の場合，メタル隔壁にラバーダムクランプを掛けて（図4-1-48），穴から根管治療を行うため，作業長が長くなり，根管治療自体が非常に難しくなる．作業長の確認のためのX線撮影をせずに電気抵抗値だけを信じて治療を行っている術者にとっては，作業長の決定さえも困難かもしれない．また根管充塡も小さな穴から行うため，加圧するための器具が届くようなテクニックで行う必要がある（図4-1-49）．それ以上に難しいのは，穴をメタルのピンで埋めることである（図4-1-50）．

　さらに難症例となるのは対象となる歯が犬歯の場合である（図4-1-51）．通常犬歯はもっともう蝕になりにくい歯であるが，それがう蝕になり，すでに根管治療が行なわれているような前歯部ケース（図4-1-52）を考える．

　審美性の観点から，セラミッククラウンマージンが元々歯肉縁下になっており，通常は抜歯の適応であるかもしれない（図4-1-53）．患者とのディスカッションのうえ，根尖部には問題がないがコアから外れていることから，根管治療も行ったうえでクラウンを作成したいという希望が出された．メタルポスト隔壁を作成（図4-1-54, 55），仮歯作成，根管治療，補綴治療の治療計画となったが，まずは4|の感染根管治療から始めた（図4-1-56, 57）．

　ここまで，さまざまな非外科的再根管治療の無菌治療開始までの準備およびその難易度について述べてきた．無菌治療の準備の難易度は，クラウンのある・なし，ない場合は隔壁を作るかどうか，クラウンを除去しない場合は，そのクラウンの種類や位置により難易度は異なる．さらに，クラウンを除去した後にポストやコアが入っている場合が多いが，それを除去したり削合したりする必要があるケースは難易度がさらに高くなる．このようなテクニック的な難しさが非外科的再感染根管治療にはつきまとうのではあるが，さらに根管を検出して明示するという操作が必要で，次項ではそのテクニックおよび難易度について述べる．

4章 再根管治療の非外科的治療

4章-2 再根管治療における根管口明示とガッタパーチャ除去

4-2-1 再根管治療における根管口明示とガッタパーチャ除去の重要性

　再感染根管治療が未治療の根管治療と大きく異なるのは，すでに治療が行われているということのみではない．多くの場合，それらは適切に治療が行われていないのである．未治療根管であっても，根管口の明示や根管のトランスポーテーションが起こることを読者の皆さんは経験されていると思われるが，再根管治療においては，そういう状態の根管を修正していくことが必要とされることが多いのである．さらに厄介なことにガッタパーチャが根管内に存在し，それが通常のファイルの侵入を阻止してしまう場合がある．再根管治療の大きな問題点は，このように過去の治療自体が新たな治療のバリアとなっていることである．

　つまり再根管治療においては，正しく根管口を明示させて，ガッタパーチャを除去する準備が必要であり，そこからが根管治療のスタートとなるとも言える．またさらに，ガッタパーチャが除去できた場合は，再感染根管治療は70％は終了したと言ってもよい．

4-2-2 ガッタパーチャ除去の部位別ケースセレクション

　根管治療の根管口明示は，天然歯で抜髄を行うケースでもっとも行いやすいことが多い（図4-2-1）．もちろん高齢の患者で歯髄腔が狭窄している場合は別であるが，基本的に根管口明示は再感染根管治療時にもっとも難易度が高くなる．臨床経験上，再根管治療が必要なケースでも，未治療の根管が隠れていて，そこに感染が見つかることが多い．その理由はすでに治療がなされていて，感染という問題が発生しているからである．仮に根管治療が適切に行われていると思える場合であっても，いわゆる近心頬側第二根管（MB2）が未治療であるといった場合には，その根管を探すことが重要である．少なくとも一般的な歯の解剖を基に，通常考えられる根管（図4-2-2）を見つけだすことが，最初のステップである．

　したがって，正常な歯の髄床底の形態や根管の位置や数等を頭の中に入れたうえで，見逃しがないかどうかを確認することが重要である．もしも髄床底の形態を十

4章-2　再根管治療における根管口明示とガッタパーチャ除去

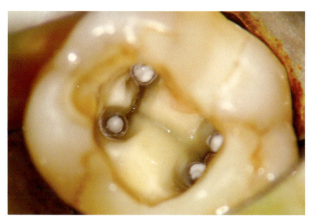

図4-2-1　根管口明示，髄床底の地図．再感染根管治療の場合，このような髄床底の地図を見ることは難しい．しかし，頭の中にこのような地図が理解されていると，どこを削合すればよいのかわかりやすい．

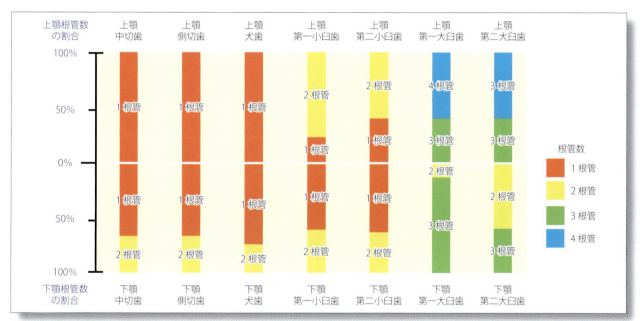

図4-2-2　平均的な根管数[1]．

分理解できていない場合は，まずはクラウンを除去し，コアを除去し，どこに根管があるのかを経験していくしかないだろう．平均的な歯の根管の数は，図4-2-2に示したとおり，上顎の前歯部以外は複数の根管が存在することが多い．根管が見つかった際には，ただ根管が存在することを確認するだけではなく，どの方向に根管が進んでいるのかを確認するように考えることが重要である．また，多くの治療済み根管は天蓋除去が十分ではなく，入口が狭い状況ですでにファイルを挿入してしまっており，その影響で根管がトランスポーテーションを起こしてしまっている場合が多い．したがって，未治療根管とは異なり，過去に治療されたものを修正しながら，ファイルが入るように天蓋除去も修正が必要なことが多いのである．機械的な観点からすると，このような点が，未治療の感染根管や抜髄治療とは大きく異なる点である．いくつかのケースを歯種別に見ていこう．

4章　再根管治療の非外科的治療

下顎大臼歯の場合

　下顎大臼歯の再根管治療において，もっともアクセスの難しい根管は近心頬側根管である．X線所見により，根管が2つにはっきりと分かれていないケースは2根管が彎曲しており最後に融合していることが多く，再根管治療が難しい（図4-2-3）．何よりもガッタパーチャを取ることだけでも大変である．

　一般的に下顎大臼歯は，舌側根管の方が頬側根管よりも頬舌的にストレートであることが多い．そして遠心根管の根管口の方がアクセスしやすい位置に存在しており，ストレートラインアクセスが得やすいことが多い．実際の臨床では根管治療に割り当てることのできる時間を考えて，それぞれの根管を治療することをお勧めする．すなわち，あまり時間が取れないときは，簡単にアクセスできる遠心根管，もっと時間がなければ遠心舌側根管から治療し，他の根管は次回の予約時に時間をかけて取っていくしかない．ただし，基本的には現時点で問題のある根管から治療を行う．その理由は感染を1日で取り切ることはできないからである．

● メタルボンドクラウン除去，コア削合，仮歯必要ケース（図4-2-3〜5）

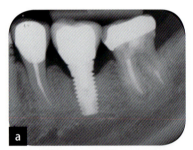
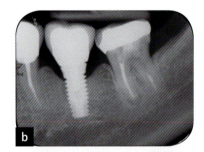
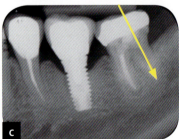
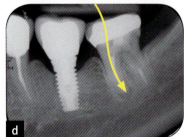

図4-2-3 a〜d　7⏌の近心根は2枚のX線では若干異なる角度で撮影されているが，左側のX線の方がガッタパーチャが太く映っている．このことから，近心の2根管はつながっている可能性が示唆される．

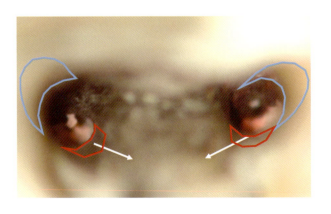

図4-2-4　ストレートライン・アクセスを得るために削合すべき部分は青色のラインで囲まれた部分である．赤色の部分を削合するとパーフォレーションしやすい．

4章-2　再根管治療における根管口明示とガッタパーチャ除去

　図4-2-4では，X線透過像が近心根にあるため，近心根から治療を始めているが，根管の先にガッタパーチャが隠れているのがわかる．多くの根管は歯の内側に向かって治療することとなる．図4-2-5にあるように，治療開始時とガッタパーチャが取り除けた後との比較では，ストレートラインアクセスを得るため，頰側舌側に広く上部を拡大する必要があることがわかる．その際の方法は非常に一般的だが，ゲーツドリルの＃2と＃3を用いてまっすぐに引き上げるようにするとよい（図4-2-6）．＃4を用いるとパーフォレーションを起こしやすくなるため，筆者は用いていない．

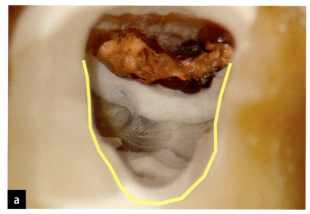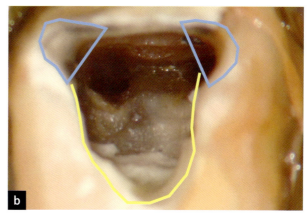

図4-2-5a,b　(a)根管探索時．(b)ガッタパーチャ除去時．比較的ストレートな根管で，根尖部でわずかに彎曲している．初日は根尖部に問題がある近心根管のみへのアクセスを行った．歯冠形成されている歯の場合，根管へのアクセスがより辺縁部になりやすく，隔壁（特に図では近心側）が薄くなることもあるので注意が必要である．アクセスが難しい場合は，低い位置まで落とした方が治療しやすい．青色部分はハイスピードでも除去可能な歯質上部．

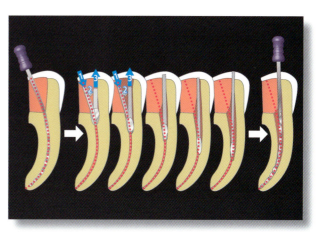

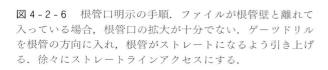

図4-2-6　根管口明示の手順．ファイルが根管壁と離れて入っている場合，根管口の拡大が十分でない．ゲーツドリルを根管の方向に入れ，根管がストレートになるよう引き上げる．徐々にストレートラインアクセスにする．

4章　再根管治療の非外科的治療

上顎大臼歯の場合

　上顎大臼歯の再根管治療において，もっともアクセスが難しいのは通常，近心頬側根管である．場合によっては近心頬側第二根管(MB2)の難易度が高いことも少なくない．このMB2は特に見逃しがちな根管となっている場合が多いので注意が必要である．

　上顎大臼歯においては，非常に多くのケースで近心根管に由来すると思われるX線透過像をともなう歯に遭遇する．そのような場合は，まずは未治療の根管がないかどうかを考えることが先決である(図4-2-7, 8)．図4-2-7においては，偏遠心投影で撮影されたX線写真から，黒いラインが近心根の中央部よりも近心側に見られるため，歯根破折でない限りは近心頬側根管が見逃されている可能性が高い．そして治療されている根管はMB2であることが予想できる．もちろん，歯根破折している可能性も考えなければならないが，X線の読影のみならず，口腔内の咬合状態，歯の磨耗状態，咬合習癖等を確認することで歯根破折の可能性を伝える必要がある．

　このケースは近心頬側根管が見逃されており，誤って内側が削合されているため，現在の状態よりも外側(より近心側)を削合していかなければならない(図4-2-9)．根管へアクセスしたところ，すでに内側を削合しすぎてパーフォレーションを引き起こし，ヘドロのようなもの(細菌叢)で埋め尽くされている感染部が確認できた(図4-2-10)．このような削合部のエラーは根管が狭窄し内側に狭くなっているような場合によく見られるので，未治療根管の治療前に歯髄腔の大きさ・位置などを確認する等の注意が必要である．また，そのリカバリーはパーフォレーション部の感染除去および封鎖，本来の根管を検出，根管治療，根管の感染除去という順に治療を進めていく．

● メタルクラウン除去必要，コア削合，仮歯希望ケース(図4-2-7～13)

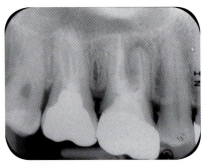

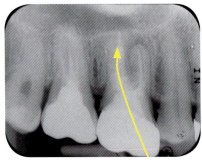
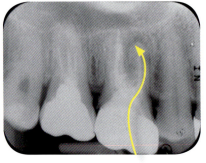

図4-2-7　口腔内全体の診査を希望された際に偶然X線撮影により根尖部透過像が発見された無症状の6⏌番である．クラウンにはギャップがありブラッシングが難しく患者は根管治療およびクラウン再製を希望された．コアはレジンのようであるため，アクセスは比較的に簡単である．髄床底部までかなりレジンコアが入っている感じがあり，パーフォレーションの可能性もある．またX線的にははっきりと黒いラインが見えているため，(このケースは近心頬側)根管が見逃されている可能性が高い．

図4-2-8 a, b　上顎の近心根管はファイルの挿入方向がどうしても前歯からとなるため，大きなS字根管を治療するのと同じような形となるため，普通は治療が不可能である．したがって，ストレートラインアクセスを十分意識しないと直ぐにトランスポーテーションを起こしやすい．

4章-2 再根管治療における根管口明示とガッタパーチャ除去

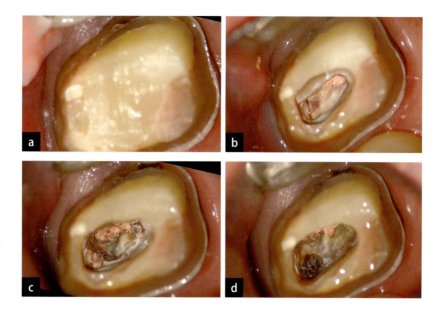

図4-2-9a〜d　メタルクラウン除去後，歯冠形成を行い仮歯を作成．その後根管を検出するために根管へのアクセスを得た．このケースも頬側および口蓋側の歯質が十分残存しているため，無菌治療を行うという観点からは難易度の低い例である．

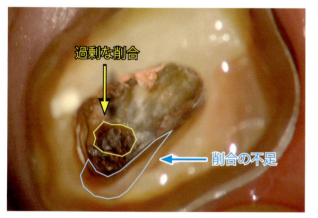

図4-2-10　丁寧にレジンを除去していくと，汚れた部分が見えてくる．

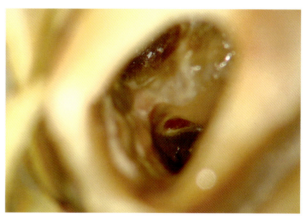

図4-2-11　感染部をしっかり洗浄するとはっきりとパーフォレーション部が現れてきた．

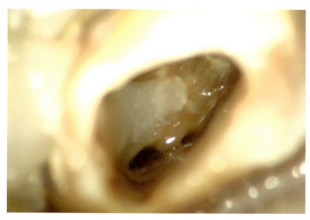

図4-2-12　パーフォレーションの修復後，近心頬側および近心頬側第2根管を治療．

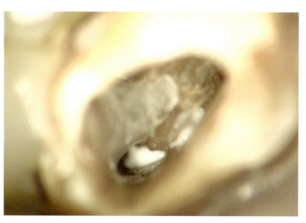

図4-2-13　根管貼薬は初回は水酸化カルシウムを用いる．当然だが，ガッタパーチャが取れていて初めて効果がある．このケースは未治療根管の部分であるので，効果が出やすい．

109

4章　再根管治療の非外科的治療

下顎小臼歯の場合

　下顎小臼歯の場合，アクセスが難しいのは通常，舌側根管である．単根管の場合でも根管が頬舌的に弯曲していたり（図4-2-14），近遠心的に弯曲していたりすると（図4-2-15），上部の歯質をそれに合わせて削合しないと，うまくアクセスが得られない場合もある．特に下顎第一小臼歯の3～4本に1本程度は2根管あるため[2,3]，アクセスを咬合面から得る場合には，舌側の難易度が高くなる．根管の走行方向の問題から，普通は舌側根管に触ることが困難であるため，マイクロスコープを使用していない限りは未治療根管であったとしても2根管に気づくことさえ難しい．同じ2根管でも根管が融合していると，さらに感染除去が困難な場合がある．再感染根管治療の場合は，すでにオリジナルの根管の形態は壊されていることが多いため，根管の弯曲に沿った理想的な形態を得ることは難しい（図4-2-16）．その場合は代わりに，洗浄や貼薬といった生物学的な治療を行うことで可及的に細菌感染を取り除くよう目標を定める．その際，薬液を根管の隅々まで到達させるために，少なくともガッタパーチャは取り除いておかなければならない（図4-17～19）．

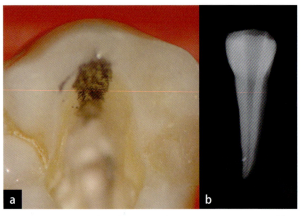

図4-2-14a,b　根管が頬舌的に弯曲しているため，X線ではそれを確認できないが，鉛筆で書いた部分（頬側）を削合した方が根尖部へのアプローチが適切になる．根尖部でわずかに近遠心方向にも弯曲している．

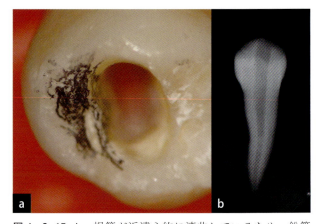

図4-2-15a,b　根管が近遠心的に湾曲しているため，鉛筆で書いた部分（近心）を削合した方が根尖部へのアプローチが適切になる．

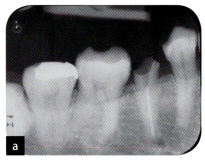
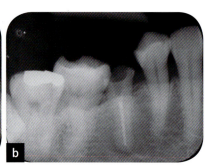

図4-2-16a,b　2枚のX線でガッタパーチャが中心に存在していることから1根管の可能性が高い．

4章-2　再根管治療における根管口明示とガッタパーチャ除去

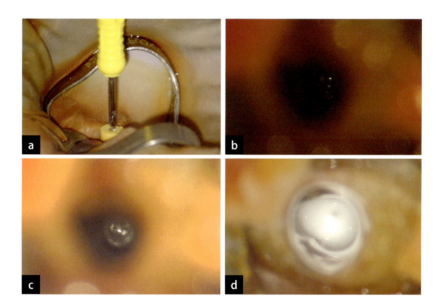

図4-2-17a～d　ガッタパーチャを除去する際も，根管のどちら側にファイルが挿入された方が良いのかを考えながら除去する．

図4-2-18a～d　(a)ガッタパーチャをすべて取り除いたと思えたら，拡大形成したサイズのファイルを挿入し，X線を撮影する．
(b)X線現像を行っている間，その間ヨードを5～10分貼薬する．
(c)ヨードを次亜鉛素酸で洗浄し乾燥させる．
(d)水酸化カルシウムで貼薬する．

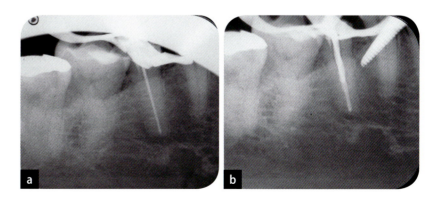

図4-2-19a,b　(a)ガッタパーチャを除去後，どこまで根管形成が進んでいるかを確認するために#50ファイルを挿入しX線根尖撮影．作業長は適切である．
(b)ポスト形成済みの状態で根管充填直後のX線．歯軸の垂直にX線が当たるよう，ポスト形成バーを入れた状態でX線撮影．このような配慮により，常にスタンダードなX線が得られる．

4章　再根管治療の非外科的治療

上顎小臼歯の場合

　上顎小臼歯の場合，アクセスが難しいのは通常，舌側根管である．実際に根管が複数存在するかどうかをＸ線で確認する作業も重要だが，それでも明確に確認できない例もある（図4-2-20）．Peirisによれば[2)]，上顎第二小臼歯では55％，特に上顎第一小臼歯では95％に複数根管が認められたと報告されている．したがって，治療を行う際には常に2根管あるつもりで頬舌的に長く探すことが重要である（図4-2-21）．根管口の明示がしっかりとできたならば，無菌的治療の準備を行い，細いファイルを入れていくが，一般的にはファイルを入れていくタイミングが早すぎることが多い．根管口明示を十分行い，クラウンダウンのコンセプトで治療を進めていくことが重要である（図4-2-22）．

補綴治療を必要とする上顎小臼歯の再感染根管治療（図4-2-20～25）

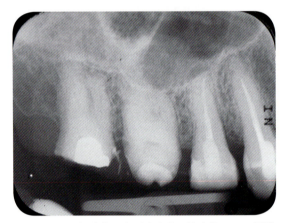

図4-2-20　無症状の上顎小臼歯．治療前には2根管あるとは考えにくかったが，文献的にはその可能性も否定できない．

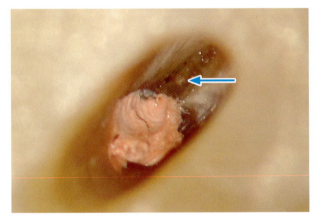

図4-2-21　Ｘ線の状況から1根管かと思われる症例だが，根管をよく観察すると充填されたガッタパーチャのすぐ隣接した部分に未治療らしいスペースが確認できる．

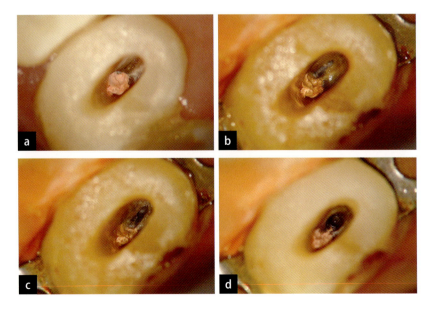

図4-2-22　(a)(b)細い超音波のチップを用いて，根管らしき部位を探索すると，それらしい形態が現れた．
(c)さらに超音波チップにより形成していくことで治療済みの根管から繋がるように根管が現れた．
(d)根管の走行がほぼはっきりした状態でゲーツドリル＃2と＃3を用い，根管上部の障害となる象牙質を削合，クラウンダウンのコンセプトで治療を進めていく．この状態になるまではファイルを入れない．

4章-2　再根管治療における根管口明示とガッタパーチャ除去

上顎小臼歯の場合は，まれに3～4根管あることもある[2,3]．その場合は上顎大臼歯の根管の位置と非常に似たような位置に根管が存在する．

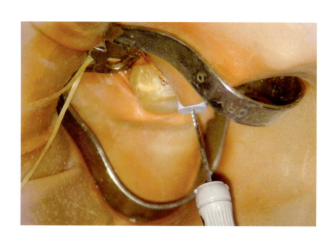

図4-2-23　隣接歯と連結されているため，無菌的治療が若干難しいが，ゲーツドリルを用いて上部の象牙質を落とした後は#8の細いファイルを根管内に挿入．根尖部に抵抗を感じた．おそらく根尖部1 mm程度のところで根管がつながっており，頬側根管からのガッタパーチャにぶつかったように感じたので無理せず，頬側根管のガッタパーチャを取り除くこととした．

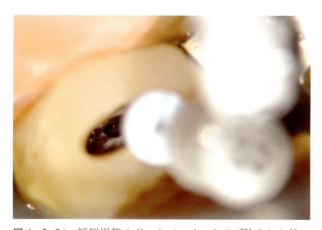

図4-2-24　頬側根管のガッタパーチャをほぼ除去した後に口蓋側の根管にもう一度#8のファイルを挿入したところ，根尖部で弯曲しながら，入っていくことを確認できた．

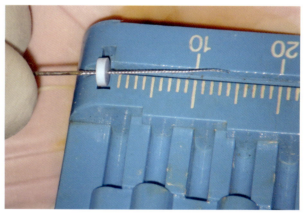

図4-2-25　根尖部がどちらにどの程度弯曲しているかは，最初に入れたファイルで必ず確認しておく．ファイルが大きなサイズになるにつれて，形成した根尖部の根管形態はすぐにトランスポーテーションを起こしていくため，特に根尖部1 mmのような部分で急に弯曲しているような根管は，すぐに太いファイルは入らなくなるか，ファイルが折れてしまうので注意が必要である．

4章　再根管治療の非外科的治療

下顎前歯の場合

　下顎前歯の場合，アクセスが難しいのは通常，舌側根管である．小臼歯と同様に複数の根管が存在する確率が30％程度あるため[1〜3]，2根管があると疑ってかかった方が良い．

　図4-2-26は$\overline{2}$に自発痛および腫脹をともなって来院した患者であるが，1年前に偶然撮影したX線（口腔内全体の診査の一部としてのX線）には問題はまったく認められないと言える（図4-2-27）．2016年と2017年どちらのX線にもポストが真っ直ぐ入っているように見えるが，ガッタパーチャの映っている位置とは若干ズレが認められる．すなわち1根管しか治療されておらず頬側根管が未治療で見逃されている可能性があり，その部分に感染が広がって根尖部に問題が発症したのではないかと考えた．比較的太いポストが入っており，それを取り除き，頬側に未治療の根管がないかを探索したところ，予想通り治療がなされていない感染部が見つかった．

● 腫脹を伴う前歯部の再感染根管治療（図4-2-26〜30）

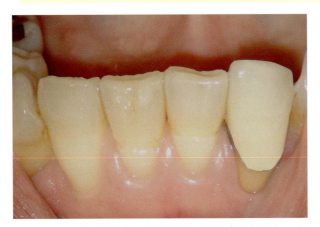

図4-2-26　左下前歯部が自発痛及び打診痛をともなって来院された40代女性．

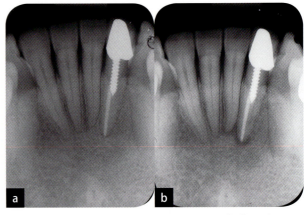

図4-2-27a,b　(a)2016年12月16日．腫脹1年前のデンタルX線写真．(b)2017年12月16日．主訴時のデンタルX線写真．X線によると，1年で突然根尖部にX線透過像が発現してきたようである．

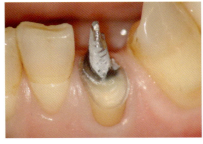

図4-2-28　可及的に歯質を削合しないようにポストを除去した．前歯部のため審美性を考慮し，ポストを除去しても仮歯が入るように配慮する必要がある．しかも仮歯がもしも取れても根管は感染しないように隔壁（コア）を作成することから始める．

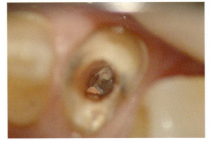

図4-2-29　下顎前歯の根管が2根管あることがはっきりとわかる．上部の根管は2根管ともガッタパーチャが入っている．

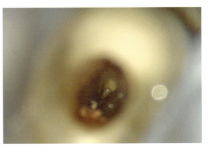

図4-2-30　上部のガッタパーチャを除去すると未治療であった．この部の感染が問題であると考えられた．

4章-2　再根管治療における根管口明示とガッタパーチャ除去

上顎前歯の場合

通常，上顎前歯部は1根管である[3]．まれに2根管存在する犬歯を筆者は経験しているので，やはり根管の形態は例外があると思って治療した方が良いであろう．Peirisからも[2]，日本人の側切歯の6％は2根管であると報告されている．

根管口をしっかりと明示し，クラウンダウンで根管の上部からガッタパーチャを除去することができると，次は根管形成を可及的に行い，根管からの感染除去を化学的なアプローチで行う．

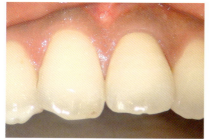

図4-2-30　臨床症状を伴わない上顎前歯．口腔内全体の診査により偶然根尖部X線写真により透過像が検出された．以前の治療は5年以上前である．

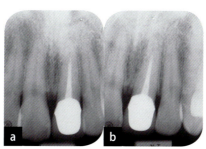

図4-2-31a,b　補綴物の状態は悪くない．メタルボンドクラウンの下にはメタルコアはないと思われ，根管へのアクセスの難易度は高くない．ガッタパーチャのさらに奥に感染が残存していると判断した．

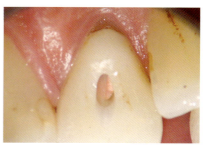

図4-2-32　舌側からアクセスすると容易にガッタパーチャが確認できる．しかし，このアクセスではストレートラインアクセスにはならない．もう少し接縁に近い位置から削合するとより良いアクセスが得やすい．ただし，メタルボンドクラウンの場合，セラミック部分が破折しやすくなるので注意が必要である．

図4-2-33a,b　a：治療開始時
b：治療終了時
同じ歯であるが，より舌側から根管にアクセスした場合は，ファイルの弯曲度が急であることが理解できる．

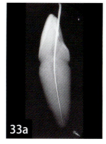 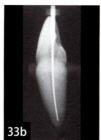 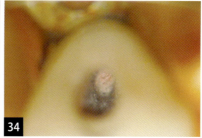

図4-2-34　根尖部に近いガッタパーチャ付近では排膿が認められた．

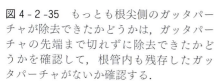

図4-2-35　もっとも根尖側のガッタパーチャが除去できたかどうかは，ガッタパーチャの先端まで切れずに除去できたかどうかを確認して，根管内も残存したガッタパーチャがないか確認する．

図4-2-36　ガッタパーチャより先が未治療の場合の根管治療の手順（P.124）に従い治療を進める．

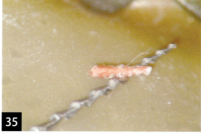 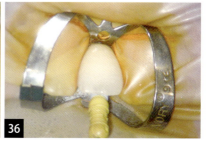

参考文献

1. Milthon R, Reit C. Endodonti 3rd edition. Stockholm : Invest-Odont, 1994.
2. Peiris R. Root and canal morphology of human permanent teeth in a Sri Lankan and Japanese population. Anthropological Science 2008;116(2): 123-133.
3. Vertucci FJ. Root canal morphology and its relationship to endodontic procedures. Endodontic topics 2005;10(1): 3-29.
4. Peiris R. Root and canal morphology of human permanent teeth in a Sri Lankan and Japanese population. Anthropological Science 2008;116(2): 123-133.

4章　再根管治療の非外科的治療

4章-3　実際の根管治療

4-3-1　感染根管の判断

　再感染根管治療も，根管口明示，ガッタパーチャ除去まで進むとやっと根管治療らしきことが可能となる．言い換えれば，再感染根管治療の難しさは，ここまでである．ここからは特別に実施する事柄は意外と少ない．

　本題に入る前に，ここまでのところをまとめておこう．繰り返しになるが，すでに2章で書いたように，再感染根管治療においては常に何が問題なのかをしっかりと判断することが重要なのであり，ただ単に「X線上で根管充填が上手くできていない」ということが問題ではない（図4-3-1，2）．そして，根管ごとに個別の対応をとる必要があると考えていただければ幸いである．どこに感染があるかを確率的に診断することが重要である．どの根管に感染がありそうか，さらには根管のどの部分に感染がありそうかまでを考えてから治療を始めていこう．

　以下に記述する内容は，4章-2までのすべてのステップが終了していることが前提である．ここまでのステップが完了していない場合は，必ず立ち戻って考えてほしい．

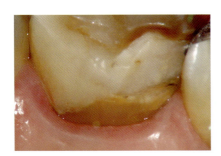

図4-3-1　たまたま検診に来院した40代男性．隠れた主訴は数週間前に6̄の歯が欠けたこと．臨床症状なし．

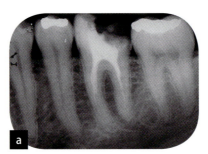
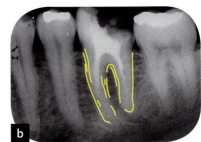

図4-3-2 a,b　口腔内全体の検査を希望されたため，撮影されたX線．この歯は10年以上前に治療されているが，上部の修復物が最近脱離した．患者の経済状態は良好とはいえない．

4章-3　実際の再根管治療

　ここから先の根管形成のステップにおけるポイントを簡単に言うならば，未治療の根管が見つかった場合では，未治療の感染根管治療に準じて対処を行い，未治療根管ではない（すでに治療がなされている）根管の感染に対しては，薬剤を用いる化学的な治療がもっとも重要となる．なぜならば，すでに記述した通り，再感染根管ではそこに存在する細菌の種類が未治療の感染根管とは異なる可能性が高く，非常に厄介だからである．複数の根管がある場合は，それぞれの根管で別々の診断となり，別々の治療となる点が一般的に考えられている根管治療に対する概念とは大きく異なるのではないだろうか（図4-3-3〜8）．その考え方の根底には「感染を広げない」というスカンジナビアのコンセプトが深く重く存在するのである．

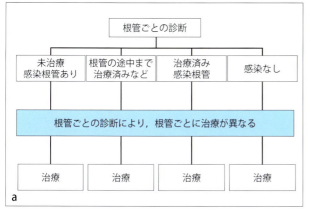 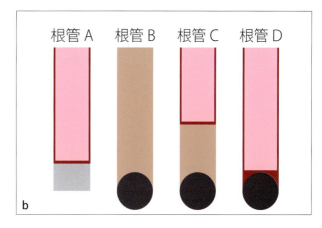

図4-3-3 a,b　X線透過像を伴う治療済み根管の模式図．
灰色：感染のない根管／ピンク：ガッタパーチャ／黒丸：X線透過像／薄い茶色：未治療の感染部位／濃い茶色：治療済みだが残存した感染
A：根管には感染がないと思われ，根尖部にはX線透過像を認めない．
B：未治療根管の感染により根尖部にX線透過像を伴う根管．
C：ガッタパーチャで充填されているが根尖部には治療不十分と思われる死腔があり，未治療部分の感染およびガッタパーチャ周囲の感染により，X線透過像を伴う根管．
D：ガッタパーチャで問題なく根管充填されているように見えるが，ガッタパーチャの周りや根尖部に感染が残存し，X線透過像を伴う根管．
X線透過像を伴う根管治療済みの歯がある場合でも，それぞれの根管ごとに診断（感染）が異なるため，根管ごとに治療方法が異なると考える．このようにスカンジナビアではより細かく「根管」を1単位と考えて，治療方針を立てる．もしかしたら，その4根管は図4-3-3bのようにすべて異なる状況かもしれない．

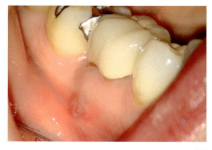 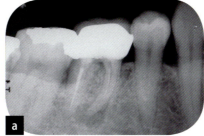 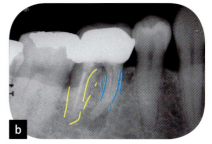

図4-3-4　歯周病重度の40代女性．⑥にはフィステルが存在．

図4-3-5 a,b　X線によると根分岐部にも透過像が存在し，分岐部病変あるいは根穿孔の疑いもある．近心舌側根管に未治療の根管がある確率が高い．近心頬側根管は治療済みだが，根尖側にかなり未治療の部分がある．2根管が繋がっている可能性が高い．
遠心根管は幅ひろい根管あるいは2根管が繋がっている可能性が高い．感染は弱いか，あるいはなさそうである．このように，確率を考えたうえで判断する．

4章 再根管治療の非外科的治療

表 4-3-1 再感染根管治療の意思決定手順

診断工程	6遠心	6近心頬側	6近心舌側
①疾患検知	不確か	明白	明白
②疾患診断	ほぼ正常	根尖病変	根尖病変
③治療必要度	低い	高い	高い
④治療方法	非外科＋冠コア削合	非外科＋冠コア削号	非外科＋冠コア削号
⑤術者の能力	非外科	非外科	非外科
⑥患者選択	非外科選択	非外科選択	非外科選択

近心根と遠心根で問題が若干異なるが，最も大きな問題はほとんどないと言っても良い．但し，患者は修復物が破折，脱離し，その修復を希望されている．疾患からのみ考えると治療必要度は低く，10年以上この状態が変わっていない．したがって，新たに根尖部に問題が生じる可能性はかなり低い．根管治療自体のクオリティーは高くなく，根管内には死腔が存在するように見える．今回補綴物としてクラウンが予想されるため，根管治療を行ってから補綴治療を行った方が，将来的な問題が発生するリスクは低いと考えたため，根管治療を行う決定とした．根管へのアプローチは非外科的治療が適切である．

治療のゴールは感染の予防がメイン．もしも存在する場合は感染の除去．そして死腔を減らすことである．

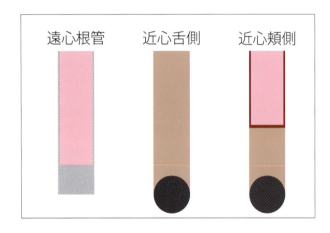

図 4-3-6 遠心根管は感染が弱いか，存在しない可能性が高いため，近心根管とは別に治療を行うか，近心根管の感染を減らした後に治療する．

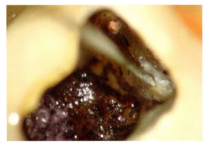
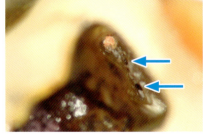

図 4-3-7 舌側に根管が見逃されていないか超音波のチップ（スプラッソン P-Max ＋ AM ファイル#25）にて探索，確認．

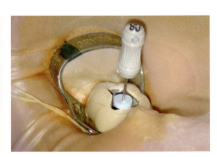

図 4-3-8 再感染根管治療であるが，#8のファイルが入っていく未治療の根管が舌側に存在．そのような場合は，まずこの根管から治療するが，未治療の感染根管治療のステップで治療する．

4章-3 実際の再根管治療

4-3-2 未治療根管が存在する場合

　一般的に臨床ではマイクロスコープを用いている歯科医はまだそれほど多くないため，根管が複数存在するであろう歯では非常に高い確率で根管が見逃されている．その場合は，見逃されていた未治療根管が感染している可能性が高い．言い換えれば，再感染根管治療のように見えて，実は未治療の感染根管治療を行うことで治癒していく場合が非常に多いということである．もちろんケースによっては，治療されている根管の方が感染している場合もあるし（図4-3-9〜19），根管が見逃されていたとしても問題が発生していないことはよくある．そうした根管は感染がないか，あるいは弱く，まだX線的に明確に検出できていないだけかもしれない．

　また根尖病変が大きくなってしまうと，どの根管が原因かを正確に診断することも困難である（図4-3-9）．当院では根管からのチェアサイド嫌気培養を行うことで，感染の確率がどの程度であるかを臨床判断に取り入れているため，治療中の判断に迷うことが少ないのは事実である．当然であるが，一般的に未治療根管からの検出される細菌数は多くなる．

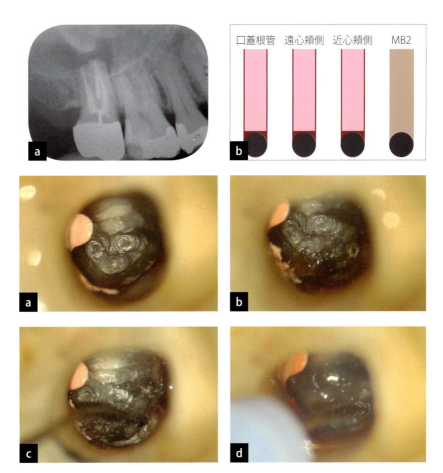

図4-3-9 a,b　右上7番の根尖部に大きなX線透過像が発現．どの根管もかなり太く治療されているが，どの根管が原因かはわかりにくい．

図4-3-10　未治療根管（近心頬側第二根管）が存在するケース
大きな感染が存在するはずなので，未治療根管がないかどうかは必ず確認する必要があるケースである．この例は近心頬側第二根管が未治療の根管であった．しかし，それが原因というには感染の確認をしてからとなる．
(a)近心頬側（図の下側），遠心頬側（図の上側）
(b)ガッタパーチャを少し除去すると近心頬側第二根管（黄色三角）がわずかに見えてきた．
(c)近心頬側根管と近心頬側第二根管が繋がっているような位置に存在．角度的にファイルが入りにくい．
(d)近心頬側第二根管に#8のファイルが入った状態．

4章　再根管治療の非外科的治療

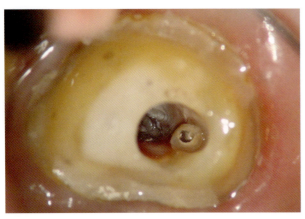

図4-3-11　口蓋根の根管口付近が非常に汚れていることが確認できる．

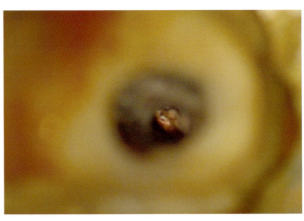

図4-3-12　奥にガッタパーチャが確認できる．徐々に深い部分のガッタパーチャに超音波のチップでアクセスして根管壁からガッタパーチャを剥がすようにする．一度に除去できることが第一だが，そううまくいくとは限らない．

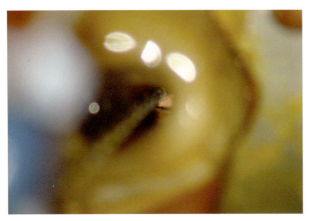

図4-3-13　Hファイルを用いて除去を試みる．可及的に，機械的に除去することをお勧めする．軟化剤等を用いて除去しようとすると根管壁に薄く残存しやすく，かえって除去しにくくなる．

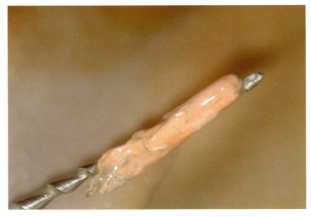

図4-3-14　ガッタパーチャは一塊で機械的に除去できれば，それが一番良い．根尖部でガッタパーチャが切れていないかどうかを確認する．ガッタパーチャとともにヘドロのようなものがついてきた．バイオフィルムと排膿の混ざったものと思われる．

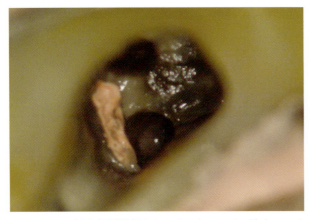

図4-3-15　近心頰側根管からのガッタパーチャ除去．バイオフィルムが絡まって一緒に出てきたことが確認できる．

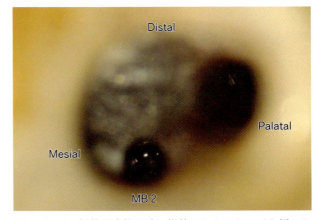

図4-3-16　根管形成終了時．根管口からスムーズな緩やかなラインで形成できることが最上の目標である．

4章-3 実際の再根管治療

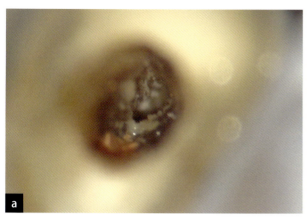
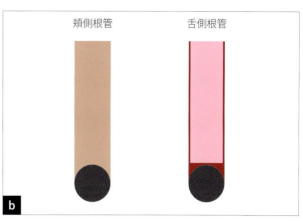

図4-3-17a 下顎前歯の2根管ある歯．頬側根管が未治療となっている．

図4-3-17b 図4-3-17〜19症例の再感染根管治療の概念．X線的には十分治療されているように見える歯で,腫脹を伴って来院されるようなケースでは，まずは隠れた未治療根管の可能性がないかを疑う．あるいは歯根破折も可能性がある．

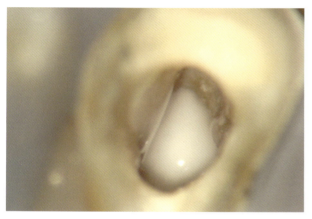
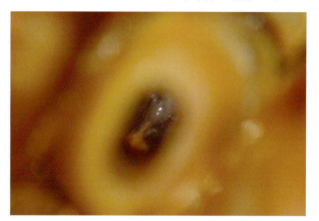

図4-3-18 根管貼薬の状態．最初に未治療であることがわかった場合，その日に水酸化カルシウムを貼薬する．

図4-3-19 再根管治療2日目．水酸化カルシウムを除去した状態．まだ舌側根管は治療を開始していないが，大きな感染があると思われる頬側根管はすでに前回治療しており，根管内のトータルの細菌数は減っていると想像できる．

　未治療根管では，根管口がまだ明確にされていないことが多いが，根管がどの方向に弯曲しているのかを知るまでは，太いファイルや回転器具を用いないほうが無難である．まずは超音波のチップ等を用いることで，根管の入り口からどの方向に根管が進んでいるのかを知る．そしてその入り口の部分でファイルがきつくないようにする目的で太いファイルや回転器具を用いる（図4-3-17〜19）．

　次に根管内を洗浄薬(次亜塩素酸)で満たした状態で，#8等のもっとも細い手用ファイル(#8＞＞＞#10)を用いてのウオッチワインディングテクニック，あるいはバランスフォーステクニックでグライドパスを形成し（図4-113〜115），Apit等の電気抵抗値を用いて暫間的な作業長を決定する．そして#25まではその暫間的な作業長で形成する．その際には次のようにロータリーファイルを用いる方法と手用ファイルを用いる方法とがある．

A：ロータリーファイルを用いる場合

　ロータリーのファイルを用いている読者は，この次のステップは各ファイルシス

121

4章　再根管治療の非外科的治療

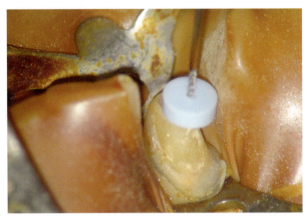

図4-3-20　#8のファイルで暫間的な作業長を決定する．

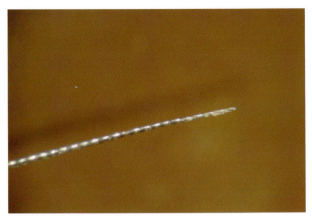

図4-3-21　上部はガッタパーチャで充填されているように見えても，根尖部は#8のファイルで抵抗がある場合は未治療を表している．

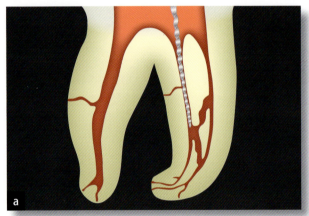

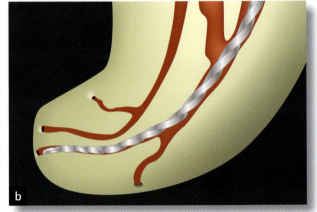

図4-3-22a,b　グライドパスのイメージ．最初に根管内に挿入するファイルはもっとも細いものを用いるが，一般的には#8あるいは#10である．これらのファイルが常に根尖まで入っていくとは限らないが，特に未治療の感染根管が存在する場合は，根尖部まで入っていくことが望ましい．

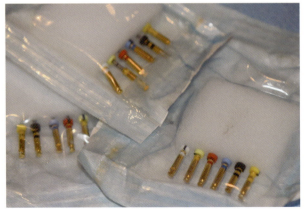

図4-3-23　ロータリーファイルの使用例．未治療根管の場合は手用のグライドパスの手順が終了後，当院ではプロテーパーネクストのロータリーシステムを用いて根管治療を進めている．

テムの手順に則って形成を行う．筆者は主にプロテーパー・ネクストを用いており，その場合はグライドパスから順に大きなファイルを用いる（図4-3-23）．

　ロータリーファイルを用いる際は，ファイルを一箇所に留めてはいけない．可及的に連続的に上下運動をさせるのである．これは後述の手用ファイルを用いる場合

4章-3　実際の再根管治療

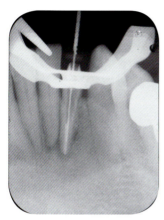

図 4-3-24　作業長決定の X 線では，舌側根管のガッタパーチャと繋がっていることが確認できた．

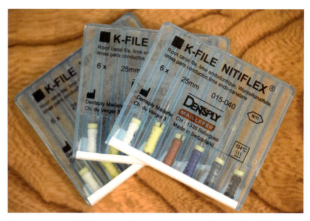

図 4-3-25　手用のニッケルチタンファイルの例．当院では，手用のファイルにデンツプライの製品を用いている．これは非常に費用対効果が高い．

とまったく異なる．途中で #25 の手用ファイルを根管に入れて X 線撮影を行い，作業長の確認を行う（図 4-3-24）．問題がなければその作業長で形成し，修正が必要であれば，修正して形成する．最後は最低でも #40 までは拡大し，最終形成の確認のため再度 X 線撮影を行う．

B：手用ニッケルチタンファイルを用いる場合

根管口部分から完全に未治療根管の場合は圧倒的にロータリーファイルが威力を発揮するが，再感染根管であと数 mm のみが未治療である場合は，手用ニッケルチタンファイル（当院ではデンツプライシロナ社のファイル）でも同様の結果を得ることはできる（図 4-3-25）．

ここに至るまでの過程で，上部はすでにガッタパーチャが除去されており，大きく拡大されているはずなので，クラウンダウンのコンセプトにより，残り数 mm の未治療部を形成することは，それほど苦にならないだろう．ただし根管口から完全に未治療の場合では所要時間が長くなるという欠点がある．

#25 から始めて #15 までクラウンダウンによりバランスフォーステクニックで形成する（#25>>>#20>>>#15）．この際，ファイルが作業長まで入ることはまずないが，ストッパーは作業長の長さで設定しておく．根管内にファイルが食い込む手応えを感じることが重要である．#15 が十分抵抗がなく作業長まで入った場合は，良く洗浄し，再度 #25>>>#20 の順に形成し，#20 が作業長の位置で抵抗なくなるまで形成する．そして #25 で作業長まで形成する．

ファイルはできるだけ先端が同じ位置で回転運動をするようにする．根管の洗浄はファイルを交換するたびに毎回行った方がよい．その後，作業長が正しいかどうかを確認するために X 線撮影を行う．作業長が正しい場合はそのままの長さで，#40 まで上記クラウンダウンのコンセプトを用いて形成する．クラウンダウンのコンセプトに関しては（スカンジナビアエンド 2 巻）に詳細があるので参照していただきたい．

4章　再根管治療の非外科的治療

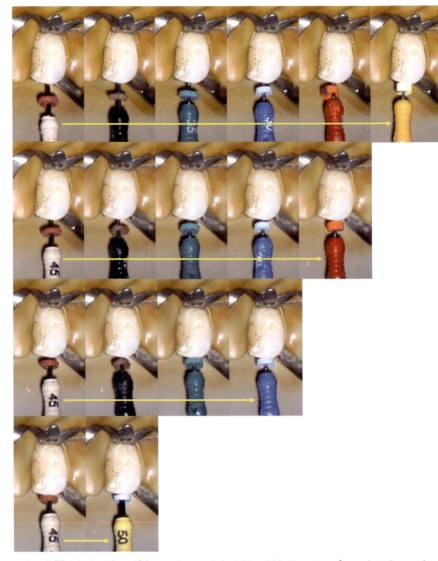

1 ラバーストッパーと歯までの距離に注目.
　はじめは太い#45を用いるが，徐々に小さいファイルで形成．作業長まで形成できるファイルまで進める(#20).

2 再度#45に戻ると，ラバーストッパーと歯までの距離が上図と比較して短くなっている.
　#25で作業長まで形成できた.

3 再度#45に戻る.
　これを繰り返すと，#45で作業長まで形成できるようになる.

4 最後はステップバックで1mm作業長を短くして，安全性を確保する.

図4-3-26　手用ニッケル-チタンファイルを用いたクラウンダウンテクニックと#45→#50はステップバックテクニック．それぞれのファイルではバランスフォーステクニックを用いている．回転器具を用いた機械的な形成と比較して，時間がかかることがある．この例は，根尖部が十分に太い根管である．

簡単にそのファイルの使用順の例をあげておく(図4-3-26)．作業長の修正が必要な場合は修正する．特に再治療の場合は，X線上で確認をして根尖部をパーフォレーションしないように注意し，X線上で2mm以上アンダーな場合は，根尖方向に無理なく作業長を伸ばす(穿孔するほど伸ばしはいけない)．再根管治療を行うと，多くの例でオーバーインスツルメントになりやすいので注意する必要がある．図4-3-26のケースは頬側の未治療根管を先に治療しているため舌側側のガッタパー

4章-3 実際の再根管治療

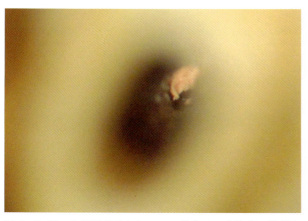

図4-3-27 2根管が分かれている場合は，未治療の根管を#40まで治療終了後，もう1つの治療済みの根管を治療する．

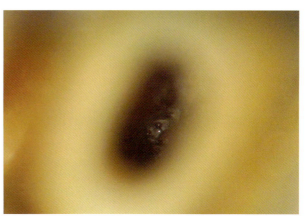

図4-3-28 頬側と舌側の根管を治療，2根管が繋がっていることがわかった．

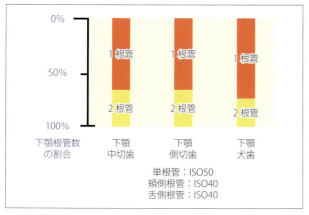

図4-3-29 下顎前歯の平均的な根管数とその拡大サイズ．3〜4割程度の下顎前歯は2根管ある．

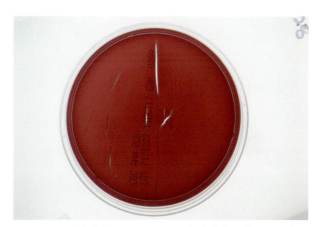

図4-3-30 治療開始から3日目の細菌検査の結果．左半分は根管治療中で，細菌は検出されない．右半分は同日根管治療終了時で，こちらも細菌は検出されない．

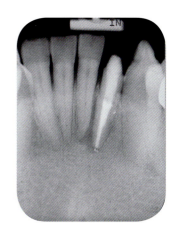

図4-3-31 根管治療後1年．仮歯の状態，根尖部に溢出していたシーラーは徐々に吸収している．

チャが残存しており，作業長を2mm程度伸ばした．このように下顎前歯には2根管存在する可能性あり，通常は舌側根管が見逃されている確率が高い（図4-3-27〜31）．

4章　再根管治療の非外科的治療

4-3-3　ガッタパーチャの先が未治療根管の場合

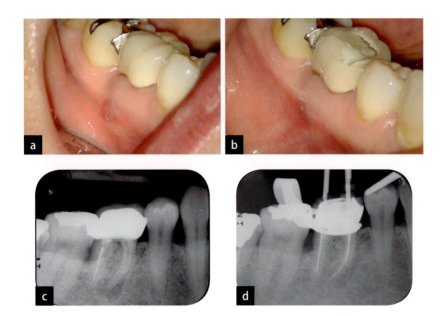

図4-3-32a〜d　図4-3-4ケースの術前後．近心頬側根管の根管形成が若干オーバーになってしまっているため，根管充填は作業長より1.5mmアンダーで行う．

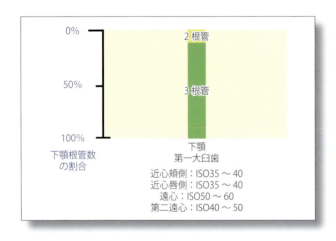

図4-3-33　下顎第一大臼歯の平均的な根管数とその拡大サイズ

　ガッタパーチャを除去したが，その先数mmが未治療で感染している場合の治療方法は，未治療の感染根管の治療に準ずる（たとえば図4-3-5の近心頬側根管）．すなわち未治療の部分にグライドパスを形成し，暫間的な作業長を決定して，#25まではその暫間的な作業長で形成する．作業長をX線にて確認して#40まで形成するが（図4-3-32, 33），作業長が長すぎた場合は修正して根管充填を行う．

4章-3 実際の再根管治療

4-3-4 ガッタパーチャで根尖まで治療され破壊された根管の場合

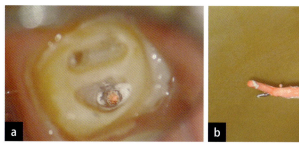

図4-3-34 |6の再根管治療．
a：支台歯のみの状態から，咬合面に穴を開けて根管治療を始めた．
b：ガッタパーチャが遠心部根尖部から丸ごと取れた状態．
c：根管はストレートですでに大きく根管形成が行われている
d：根尖部には出血が認められる．残存するガッタパーチャがないことを確認．

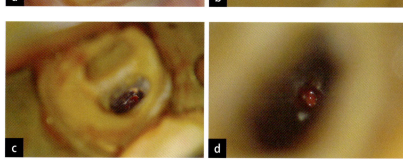

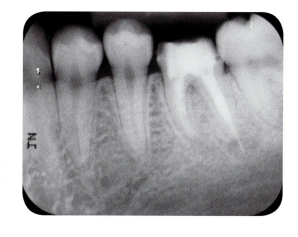

図4-3-35 患者は10代女性．補綴希望で来院されたが，X線により遠心根管には根管の感染と過剰充填，近心根管には不十分な根管充填と近心根管遠心面のパーフォレーションの疑い（すでに分岐部に透過像が確認できる）が認められる．特に遠心根管は拡大しすぎているが，リスクを説明したうえで保存治療を行った．

　どの程度の太さのガッタパーチャで充填されていたかにもよるが，一般的には根管自体は#40以上の大きさまですでに拡大されていれば，それ以上機械的に拡大する必要性はあまり高くない．
　図4-3-34，35は下顎大臼歯の例であるが，ガッタパーチャを除去すると，すでに根尖部から出血が認められる．すなわちオーバーインスツルメントされている．このようなケースでは根管を拡大する必要性はまったくなく，いわゆる機械的な治療を行う必要は高くなく，化学的な治療を行うことが必要とされる．
　多くのケースで根管はストレートに形成されてしまっているので，その先に弯曲した根管の存在が明らかな場合は，その部分を探索して感染を除去する．もしもマイクロスコープを用いて根尖部がよく見えるような環境で治療を行っているのであれば，根尖部で弯曲したごくわずかな未治療部分が確認できるかもしれない．その場合は非常に弱いパワーの超音波チップを用いて，感染部を撫でるように除去する．

4章　再根管治療の非外科的治療

　以上のように，根管ごとの診断により機械的な治療方法が若干異なるが，いずれのケースでも治療の際に，根管内は常に次亜塩素酸で満たしておいた方がよい．90％以上の歯内療法専門医は洗浄の際に次亜塩素酸を用いていると報告されているが，アメリカでは濃度の高い（5％）ものを，スカンジナビアでは濃度の低い（0.5％）ものを用いる傾向にある．

　次亜塩素酸は，その抗菌効果の広さと組織溶解性により根管治療の洗浄剤として推奨されてきた．その効果あるいは効果を増強させるものとして表面張力が関与しているのではないかと示唆されてきたが，十分なデータは示されてはいない[1]．それどころか，同じ次亜塩素酸であっても，その濃度により有害事象が発生しやすくなる．一般的には濃度の高いものを使用した場合に有害事象が発生しやすいといえる[2]．

　イエテボリ大学では1987年の学位論文の結果に基づき[3]，0.5％の次亜塩素酸を用いていた．ただし，これらの研究は未治療の感染根管に対しての細菌学的な研究である．再感染根管治療における根管洗浄時の細菌数の変化を見た研究を筆者は知らない．仮にあったとしても非常にバイアスの高い研究になることが明らかであるため，参考となりにくいとも言える．なぜならば，ガッタパーチャ等を除去する際に細菌数は激減すると考えられるため，ベースライン時のデータに非常に大きなばらつきが生まれるか，ガッタパーチャを除去するまでにすでに細菌数が減少してしまうため，効果を見ることが難しいと考えられるからである．

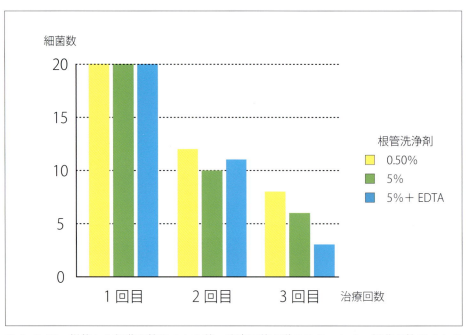

図4-3-36　根管から細菌が検出された数．治療回数が増えるにつれて，細菌が検出される根管の数が減少しているが，洗浄剤による差には統計学的な有意差が認められていない．

4章-3　実際の再根管治療

　筆者がイエテボリへの留学中にシルダー派のピエール・マシュトウを講師にお呼びしてから，一時的にイエテボリ大学でも次亜塩素酸濃度を2.5％に上げた時期があった．しかし現在は再び低い濃度（1％程度）に下げている．次亜塩素酸の抗菌作用を高めるのであれば，その使用量を多くすればよく，また使用時に次亜塩素酸を温めるのも1つの方法である．なお，ケースレポートにより根管治療中に発症した原因不明の腫脹等のリスクが報告されているが，そのほとんどが5％以上の濃度の次亜塩素酸を用いた場合に限り発生している．筆者は0.5～1％の濃度の次亜塩素酸を用いているが，20数年間で偶発症を引き起こした例は経験していない．

　Fedorowicらが2012年に発表したコクランレビュー[4]によると，発表当時までに調査された，ヒトに対しての根管治療時に用いる洗浄剤で，特定の洗浄剤が他の洗浄剤よりも優れているといえるような直接比較したエビデンス（RCT）はないとされる．したがって，一般的に用いられている次亜塩素酸を根管洗浄剤として用いるのが無難であろうと考える．その濃度に関しては，それぞれの治療コンセプトにより異なるので，読者の皆さんの選択としておこう．なおBystromらの研究[3]でも示されたように，細菌学的な効果は次亜塩素酸0.5％も5％も有意な差は検出されていない（図4-3-36）．しかし，組織の溶解性を高くする目的で用いるのであれば，高濃度のものを用いなくとも次亜塩素酸の温度を高くすれば効果は上がることが知られている．筆者はネオクリーナーを滅菌精製水で希釈し，0.5％～1％程度になるようにして用いている．

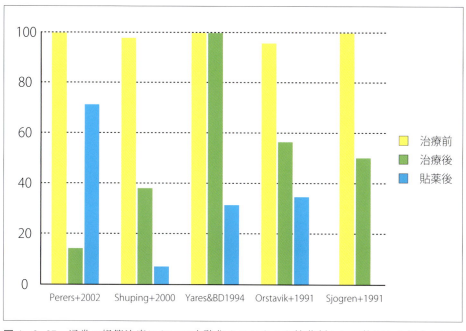

図4-3-37　通常の根管治療において水酸化カルシウムを抗菌剤として使用した場合の細菌の検出される割合．

4章　再根管治療の非外科的治療

過去には根管治療中の細菌数変化の調査を主目的とした，多くの研究が行われてきた．しかしながら一貫して示されてきたことは，根管治療中にも細菌数は減少するが，それよりも，根管貼薬期間中に減少する細菌数，あるいは細菌が検出される根管数が減少する[5〜8]．これらの研究はデザインも優れていたため，LawとMesserのシステマティックレビュー[10]とSathornらのコクランレビュー[11]にも引用されているが，これら2つのシステマティックレビューでは結論が異なっている．

LawとMasserのシステマティックレビューは，現在のところ水酸化カルシウムが最善の貼薬剤であり，根管内の細菌数を最大限に減少させようとするならば，根管充填前に最低でも水酸化カルシウムを7日間貼薬すべきである，とまとめてある[10]．

study or sub-category	with calcium	without calcium	rate difference (SE)	weight %	rate difference (random) 95%CI
1991 Orstacik	23	23	-0.2200 (0.090)	12.82	-0.22 [-0.40, -0.04]
1991 Sjogren	18	18	-0.5000 (0.1200)	12.27	-0.50 [-0.74, -0.26]
1994 Yared	60	60	-0.6800 (0.0600)	13.24	-0.68 [-0.80, -0.56]
2000 Shuping	40	40	-0.2800 (0.0700)	13.12	-0.28 [-0.42, -0.14]
2002 Peters	21	21	0.5700 (0.1100)	12.46	0.57 [0.35, 0.79]
2004 Kvist	44	44	-0.2700 (0.1000)	12.65	-0.27 [-0.47, -0.07]
2005 McGurkin-Smith	27	27	-0.3300 (0.1200)	12.27	-0.33 [-0.57, -0.09]
2005 Waltimo	18	18	0.1100 (0.1700)	11.17	0.11 [-0.22, 0.44]
Total (95%CI)	251	251		100.00	-0.21 [-0.47, 0.06]

図4-3-38　フォーレストプロット．研究間に異質性が多分に存在する．アウトカムとしてリスク差で表現している．水酸化カルシウムを用いる場合と用いない場合で，根管から細菌が検出される割合には有意な差があるとは言えない結果となっている．

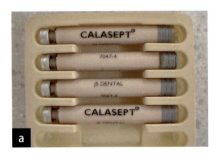
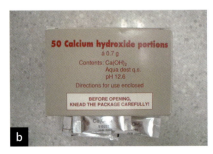
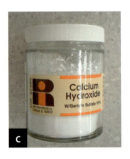

図4-3-39a〜c　さまざまな種類の水酸化カルシウム．
a：カラセプトと呼ばれる水酸化カルシウム製剤．注射筒に入れて水酸化カルシウムをシリンジから押し出して使用する．
b：粉状の水酸化カルシウムで，使用前に滅菌精製水で練和して使用する．
c：スウェーデン製の個別包装になっている水酸化カルシウム製剤．もっとも便利なもので，使用前に袋を十分揉んでから出すと，常に一定の調度，一定のアルカリ度を得ることができる．

4章-3　実際の再根管治療

　ところが，その数年後に出版された Sathorn らのレビューでは，新たに３つの研究が追加された結果，培養法で評価した場合，水酸化カルシウムはヒトの根管内から細菌を除去するのに限られた効果があるとしている[11]（図4-3-38）．このようなエビデンスの中，現在の臨床では便宜的に水酸化カルシウムが選択され使用されていることが多い（図4-3-40）．しかし，水酸化カルシウムは決して魔法の貼薬剤ではない．ここでもまた前述したように，再感染根管治療における根管貼薬の効果を調査した研究は含まれていない．研究のタイプをもう１ランク下げて見ると，はじめて再根管治療の研究が存在し Reit と Dahlen[12] や Molander ら[13] のイエテボリからの研究が見つかるが，おそらく他の世界からの報告はあまりないと思われる．彼らの研究によれば，根管貼薬には水酸化カルシウムとヨードを混ぜて貼薬することを推奨している．

参考文献

1. Rossi-Fedele G, Prichard JW, Steier L, de Figueiredo JA. The effect of surface tension reduction on the clinical performance of sodium hypochlorite in endodontics. Int Endod J 2013;46(6):492-498.

2. Guivarc'h M, Ordioni U, Ahmed HM, Cohen S, Catherine JH, Bukiet F. Sodium Hypochlorite Accident: A Systematic Review. J Endod 2017;43(1):16-24.

3. Bystrom A, Happonen RP, Sjogren U, Sundqvist G. Healing of periapical lesions of pulpless teeth after endodontic treatment with controlled asepsis. Endod Dent Traumatol 1987;3(2):58-63.

4. Fedorowicz Z, Nasser M, Sequeira-Byron P, de Souza RF, Carter B, Heft M. Irrigants for non-surgical root canal treatment in mature permanent teeth. Cochrane Database Syst Rev 2012;(9):CD008948.

5. Byström A, Sundqvist G. Bacteriologic evaluation of the effect of 0.5 percent sodium hypochlorite in endodontic therapy. Oral Surg Oral Med Oral Pathol 1983;55(3):307-312.

6. Peters LB, van Winkelhoff AJ, Buijs JF, Wesselink PR. Effects of instrumentation, irrigation and dressing with calcium hydroxide on infection in pulpless teeth with periapical bone lesions. Int Endod J 2002;35(1):13-21.

7. Orstavik D, Kerekes K, Molven O. Effects of extensive apical reaming and calcium hydroxide dressing on bacterial infection during treatment of apical periodontitis: a pilot study. Int Endod J 1991;24(1):1-7.

8. Yared GM, Dagher FE. Influence of apical enlargement on bacterial infection during treatment of apical periodontitis. J Endod 1994;20(11):535-537.

9. Shuping GB, Orstavik D, Sigurdsson A, Trope M. Reduction of intracanal bacteria using nickel-titanium rotary instrumentation and various medications. J Endod 2000;26(12):751-755.

10. Law A, Messer H. An evidence-based analysis of the antibacterial effectiveness of intracanal medicaments. J Endod. 2004;30(10):689-694.

11. Sathorn C, Parashos P, Messer H. The prevalence of postoperative pain and flare-up in single- and multiple-visit endodontic treatment: a systematic review. Int Endod J. 2008;41(2):91-99.

12. Reit C, Dahlén G. Decision making analysis of endodontic treatment strategies in teeth with apical periodontitis. Int Endod J 1988;21(5):291-299.

13. Molander A, Reit C, Dahlén G. The antimicrobial effect of calcium hydroxide in root canals pretreated with 5% iodine potassium iodide. Endod Dent Traumatol 1999;15(5):205-209.

4章　再根管治療の非外科的治療

4章-4　再根管治療における根管充填

4-4-1　感染の有無と根管充填

　前述の通り当院では簡易なチェアーサイドの嫌気培養検査を行っており，2週間細菌培養した結果，細菌が検出されなくなった場合は，根管充填に移行する．古くから，細菌検査で検出されなくなった根管の方が，予後が良いことは繰り返し報告されている[1, 2]が（表4-4-1），徐々に世界では手間で煩雑な作業である細菌検査を行わなくなってきている．すなわち「徹底的に無菌治療」という考えではなく，合理的に考えて，「予後が悪ければ外科治療」という風潮になってきているのである．しかし簡易嫌気培養は細菌学的に述べると欠点もないわけではないが，サンプリングさえ十分に気をつければ，思った以上に多くの重要な情報を得ることができる．

表4-4-1　治療後のX線評価と根管充填直前の細菌検査の関係

文献	検査＋		検査－	P-value	追跡期間
Bender et al. (32)	175/38 (82%)		404/89 (82%)	>0.1	2 years
Engstrom et al. (33)	95/42 (69%)	<	140/29 (83%)	<0.01	4 - 5 years
Heling & Shapira (35)	14/ 6 (70%)	<	48/12 (80%)	>0.1	1 - 5 years
Molander et al. (40)	12/15 (44%)	<	49/12 (80%)	<0.01	2 years
Oliet et al. (34)	127/34 (79%)	<	187/12 (94%)	<0.01	6 to 12 months
Peters & Wesselink (38)	7 / 1 (87.5%)		22/ 8 (73%)	>0.1	up to 4.5 years
Rhein et al. (30)	130/22 (84%)	<	319/21 (94%)	<0.01	2 years
Sjogren et al. (36)	15/ 7 (68%)	<	29/ 2 (94%)	<0.05	5 years
Sundqvist et al. (37)	2 / 4 (33%)	<	35/ 9 (80%)	<0.05	up to 5 years
Waltimo et al. (39)	NS		NS		52 weeks
Zeldow & Ingle (31)	35/ 7 (83%)	<	14/ 1 (93%)	>0.1	2 years

根管充填する前に根管内の感染が取れていた方が，予後は明らかに良い．

4章-4　再根管治療における根管充填

まずはX線透過像の見られるような例では，細菌検査で細菌が検出されるのが普通である．ガッタパーチャを除去する際に多くの細菌が洗い流されてしまうので，量的には細菌が少ないことが多いが，一切検出されないということは，まずありえない（図4-4-1）．また大臼歯の場合は根管数が多いことから，治療回数が増える傾向にあることが考えられ，近心根と遠心根に分けて治療し，細菌検査も根管ごと

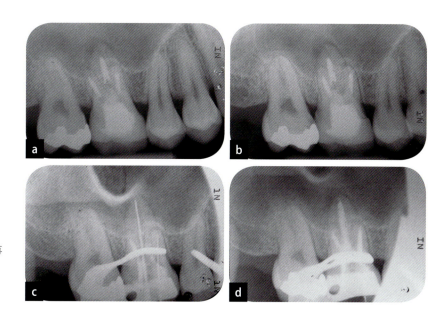

図4-4-1a〜d　(a)(b)右上6番は再感染根管治療の対象となった．
(c)最終形成確認
(d)根管充填後の状態

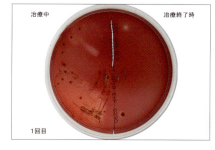

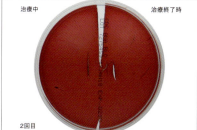

図4-4-1e　再根管治療1回目の細菌検査の結果
シャーレの左側：治療開始時＋＋
シャーレの右側：治療終了前＋
1回目の根管治療で細菌数が減少していることが確認できるが，完全に無検出ではない

図4-4-1f　再根管治療2回目の細菌検査の結果
シャーレの左側：治療開始時－
シャーレの右側：治療終了前－
細菌が検出できない程度に治療が進んでいることがわかる

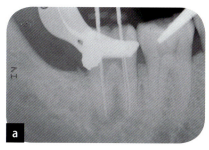

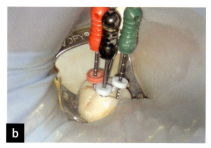

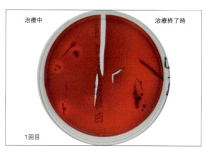

図4-4-2a　⑦番は感染根管治療の対象となりX線は最終形成確認時

図4-4-2b　4根管．近心根遠心根ともに，根尖部では繋がっている．

図4-4-2c　感染根管治療1回目の細菌検査の結果．シャーレの左側：治療開始時＋シャーレの右側：治療終了前＋1回目の根管治療で細菌数が減少していることが確認できるが，完全に無検出ではない．

4章 再根管治療の非外科的治療

に別で行うことが多い（図4-4-2）．

大きな根尖部のX線透過像を伴う場合や，腫脹・疼痛を伴って来院した場合は，間違いなく細菌数は多く検出される（図4-4-3）．逆にそのような例にもかかわらず細菌が検出されないとしたら，診断が誤っているか，根尖部までアクセスできて

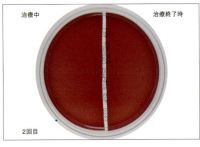 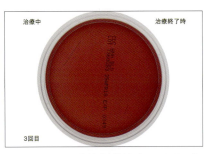 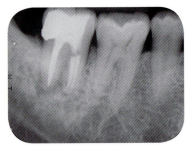

図4-4-2d 感染根管治療2回目の細菌検査の結果．シャーレの左側：治療開始時－／シャーレの右側：治療終了前－．1回目の根管治療で若干残存していた細菌数が検出されていない．水酸化カルシウムを貼薬していた効果と考えられる．

図4-4-2e 感染根管治療3回目の細菌検査の結果シャーレの左側：治療開始時－／シャーレの右側：治療終了前－．根管充填直前の細菌検査にて検出されない程度に治療が進んでいることがわかる．

図4-4-2f 根管充填時．X線的には適切に根尖付近まで根管充填が行われている．

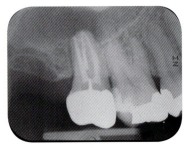 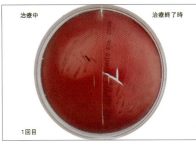 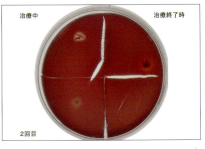

図4-4-3a 大きく腫脹を伴い来院された患者の <u>7</u> このような例では細菌が大量に検出されるのが一般的である．

図4-4-3b 大きなX線透過像と大きな腫脹を伴って来院された患者の根管内からサンプリングしたもの．治療中も治療後も非常に多くの細菌が検出されている（まだ2根管のみしか治療できていない）．

図4-4-3c 2回目には1回目の治療および貼薬により急速に細菌数が激減していることがわかる．しかし，わずかに根尖部に存在する．ここで再度腫脹が認められれば，原因根管が誤っていると考えられる．

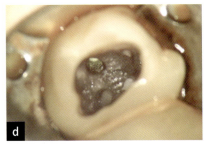 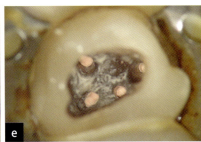

図4-4-3d このケースはビタペックス（黄色く見える部分）で仮に根管充填して6ヵ月様子をみた．

図4-4-3e 根管充填時

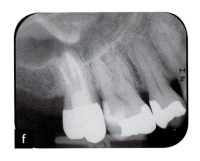 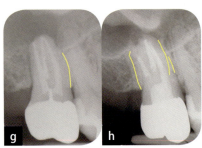

図4-4-3f 治療後1年後．治癒はまだ完全ではないが，かなり歯根膜腔が回復してきている．

図4-4-3g,h （g）治療前．（h）治療後1年．治療前も治療後1年も（もともと見逃し根管であったが）近心頬側第二根管のX線上での映り方は大して変わりがないが，実際は未治療根管であった．

4章-4 再根管治療における根管充填

いないこと以外に考えられない．このようなストラテジーで自身の治療の欠点を見直すことにもつながるだろう．

　歯根破折を引き起こしているような歯では，細菌検査を行うと，かなり多くの細菌が検出されることと，多くの種類の細菌が検出されるのが普通である（図4-4-4）．通常の未治療の感染根管の場合，過去の研究[3]からも数種類の細菌しか検出されないことが多いが，大抵の歯根破折を起こした例では外界と交通しており，口腔内のさまざまな細菌が根管内に侵入してくる可能性が高いため，図4-4-4cのように多くの種類のコロニーが存在するのが特徴である．

　図4-4-5はパーフォレーションが存在していた例である．細菌学的には外界と交通があるため，歯根破折の場合と似たような検出結果となりやすい．すなわち比較的多くの細菌が検出され，比較的さまざまな種類の細菌が培養されやすい．しか

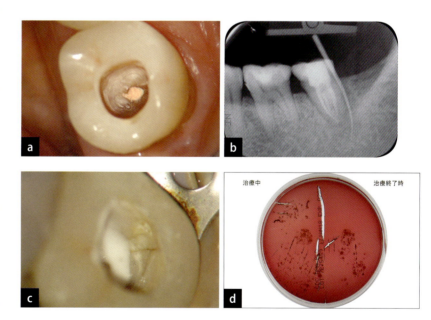

図4-4-4a　歯根破折の例．ガッタパーチャの右にわずかにクラックが見える．

図4-4-4b　⎿7の根尖撮影Ｘ線．フィステルを伴い来院された患者である．歯根に沿って大きなＸ線透過像があることから，大きな感染を示唆する．根管は比較的大きく治療されていること，オープンバイトで臼歯部の咬合負担が大きいこと，ブラキサーであることなどから，歯根破折の疑いがあった．

図4-4-4c　根管治療第1回目終了後（シャーレ右半分）も治療中（シャーレ左半分）もまったく同じような傾向の細菌の検出が認められることから，外界と大きく交通していることが示唆される．歯根破折である可能性が高く，患者は抜歯を決断した．

図4-4-4d　根管治療第1回目終了後細菌の検出が認められることから，歯根破折は示唆される．

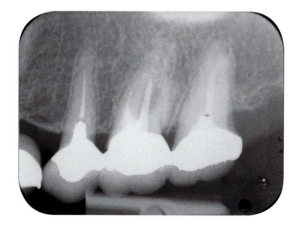

図4-4-5a　メタルボンドクラウンが3本連結されている．何やら怪しげな⎿6番である．根尖部ではない部分にＸ線透過像が認められる．分岐部付近にパーフォレーションが存在するかもしれない．口蓋根には根管充填が不十分で，遠心根には全く根管治療が行われた形跡が認められない．問題をはっきりさせるために⎿6番を除去すること自体は可能だが，⎿5番7番の切断面もスムーズにする必要も増える．まずはこの⎿6番を救うことが出来るのかを確認するためにも，最小限の治療を選択し，後に補綴治療に移行するのか，あるいは全体の補綴治療に移行していくのかの判断を行うこととした．

4章　再根管治療の非外科的治療

しこの場合はパーフォレーション部の感染を除去して封鎖すれば，細菌を検出しなくなる程度まで治療することは可能である．パーフォレーション部の問題は感染さえ取れれば，比較的大きな問題が存在していても臨床的には治癒することがほとんどである．しかし再発にだけは注意をする必要がある．そのためには患者のプラークコントロールが大切である．

　以上述べてきたように，細菌検査はさまざまな観点から非常に有用なものであるのであるが，手間がかかるし，費用もかかる．また徹底的なリーケージのないラバーダムの装着ができないと，細菌検査による診断をしても偽陽性になり，いつまでも細菌が検出され治療が終了しない．そういう点からも1度は細菌検査を実施してみて，自分の行っている無菌治療がどのレベルなのかは少なくとも知っておいた方が良いだろう．

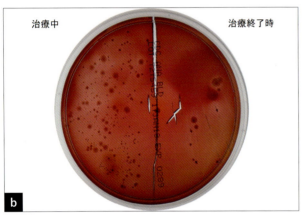

図4-4-5b　パーフォレーションのあったケース．初日はパーフォレーション部の1回目の感染除去を中心に治療．左半分は治療中，右半分は同日治療終了時．いずれもかなりの細菌コロニーが検出される．

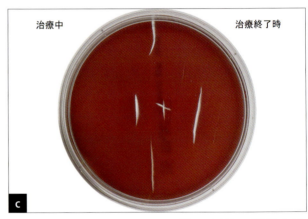

図4-4-5c　パーフォレーション部の2回目の感染除去(左半分)，封鎖後(右半分)．いずれも細菌が検出されている．

表4-4-2　当院での根管充填を行うためのチェック項目

1）臨床症状がない
2）リーケージがない
3）見逃し根管がない
4）作業長が適切であることをX線で確認している
5）細菌検査で細菌が検出されない

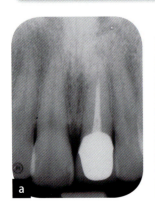
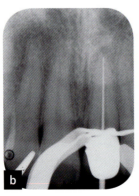
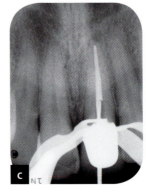

図4-4-6a～c　a：術前の状態．b：根管充填の前準備．次回根管充填できそうな場合は最終の細菌検査を行った後，作業長まで治療ができているかどうかを再度確認しておく．根管内をヨードで満たした状態でX線撮影を行い，5～10分待つ．ヨードチンキを除去したのち，さらに細菌検査を行い，その後水酸化カルシウムを貼薬する．c：根管充填時．前回すでに見逃し根管がないことや作業長が適切なことは確認しているため，臨床症状がないことと，リーケージがないこと，細菌検査の結果を確認して根管充填を行う．

4章-4 再根管治療における根管充填

　当院では根管充填を予定している日に，表4-4-2に挙げる5つのポイントを確認し，すべてクリアしている場合のみ根管充填を行う．まずは前回までに，根管の見逃しがなく，X線を撮影し作業長が適切であること(図4-4-6a〜c)．前回の治療終了直前の細菌検査で細菌が検出されていないこと(図4-4-1f，4-4-2e，4-4-5c)．治療中の歯に臨床症状がなく，リーケージ等の感染がないことを確認しながら(図4-4-7)，根管内に異常が認められない場合には，根管充填に進む(図4-4-8)．

　根管充填の前にはプラガーが十分(作業長マイナス5mm程度)根管内に入っていくことを前もって確認しておくと良い．特に前歯部でポストコアを長く設定する必要があるような，フェルールが少なく歯冠部の維持が必要な歯の場合は最低でもその程度はプラガーが入っていくことが望ましい．そうすることで特に根尖のみの根管充填を行うことにも対応できる．また，すぐに根管を築造にて封鎖することも可能となる(図4-4-8b)．手順としては，最終形成ファイルの大きさと作業長の長さが根管内に納まっていることを確認，それに合うガッタパーチャを作成，根管を十分乾燥後，根管内にシーラーを挿入し，ガッタパーチャを挿入．スプレダーを用

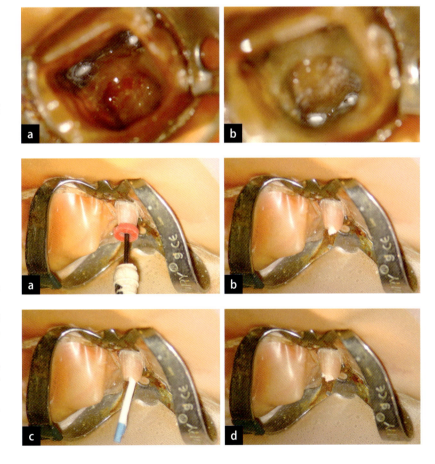

図4-4-7a　根管内の状態をチェック．リーケージがなく，水酸化カルシウムが真っ白であることを確認する．
図4-4-7b　確認時の遠心根管内の状態．リーケージがなく，水酸化カルシウムが真っ白になっている．

図4-4-8a〜d　a：根管充填前にもう一度作業長までどの大きさのファイルが入るか確認する．この場合#45である．
b：根尖部が破壊されている場合は，作業長ぴったりで根尖からオーバーしない一番太いメインポイントを作成する．
c：メインポイントがアルコールで濡れているので，ペーパーポイントで水分をもう一度除去する．
d：#40のペーパーポイントでシーラーを根管に入れたのち，メインポイントを作業長ぴったり挿入する

4章　再根管治療の非外科的治療

い，新たなガッタパーチャを入れる隙間を作り，ガッタパーチャを挿入する．いわゆる側方加圧充填となる．特に再根管治療を行う例では根尖部が破壊していることが多く，側方加圧充填は有用な根管充填テクニックである（図4-4-9）．

　根管充填が終了した際には速やかに築造操作に移るが，当院では細菌検査を行って検出されない状態でかつ臨床症状がない状態で根管充填を行っていることから，

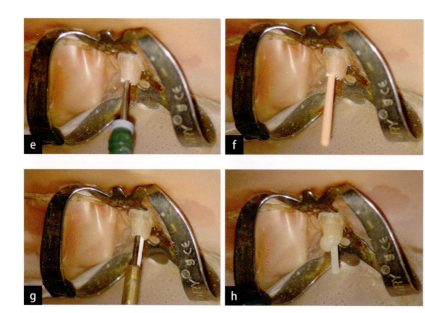

図4-4-8 e〜h　e：ハンドスプレッダーを用いて，メインポイントと根管の間に隙間を作る．ウオッチワインディング・テクニック同様に，ただ回転させる．
f：隙間ができたら，そこにぴったり合う2本目のガッタパーチャポイントで充填する．同様にe, fを繰り返し，死腔がないように充填する．
g：余分なガッタパーチャは除去し，根管形成バーで築造の準備を行う．
h：レジン築造時，フェルールのない場合や，築造による死腔が発生することを避けたい場合はファイバーポストを用いて空気の混入を防ぐ．

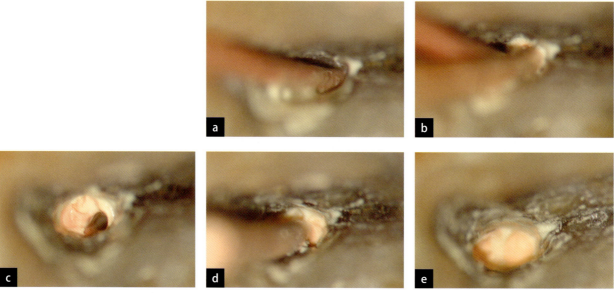

図4-4-9 a〜e　a：大臼歯部の根管充填．適切に長さとサイズを合わせたガッタパーチャをシーラーを入れた後，1本挿入.
b：2本目挿入．カットする.
c：スプレッダーでガッタパーチャを側方に圧接し，もう1本入るスペースを作る.
d：そのスペースにさらに3本目のガッタパーチャを挿入.
e：余分なガッタパーチャを除去し，圧接する.

4章-4 再根管治療における根管充填

すぐに築造を行う場合が多い．もちろん根管充填剤が根尖から出ないように根管充填を行っているということも，根管充填後の臨床症状が発現しない理由の1つとなろう．図4-4-10の例は某大学で治療を受けられた後に当院に紹介状をお持ちになられた患者の例である．6|は根管充填後に歯質が破折しセメントで充填されていたのではあるが，咬翼法X線によれば明らかにリーケージが認められる．セメントを除去した際には図のように非常に酷く感染が認められたのみならず，治療の難しい近心頬側第二根管にも感染が詰まっている状況であった．このように根管治療においては，われわれの敵が細菌であるため，徹底的にそれが侵入しないような配慮が必要とされよう．

治療後は，通常6ヵ月，1年，2年，4年という風にX線を撮影し，予後を観察していくことが望ましい（図4-4-11）．

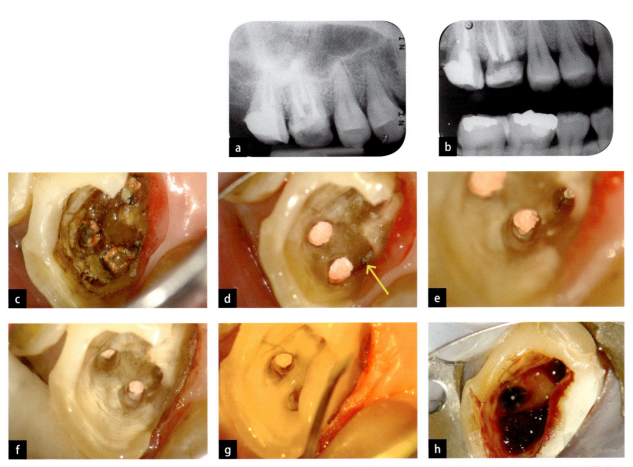

図4-4-10a〜h　a：根尖撮影法．b：咬翼法による診査ではセメント充填にリーケージが認められる．c：セメントを除去してみると歯肉縁下であるし，当然リーケージが起こってしまう処理がなされている．
d：近心頬側第二根管は細菌が奥まで侵入している（黄色矢印）．
e：黒いラインが存在することから近心頬側第二根管と近心頬側根管は繋がっている可能性がある．f：歯肉縁下の部位まで歯質を確認．g：隔壁を十分接着するように作成．h：根管内部の感染除去．

4章　再根管治療の非外科的治療

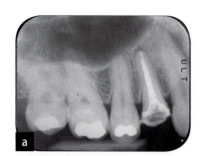
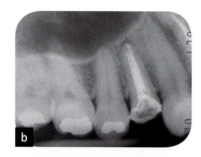
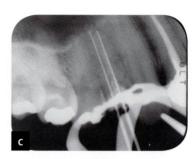
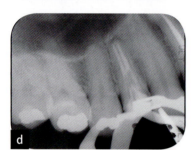
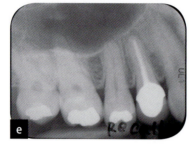
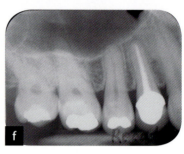
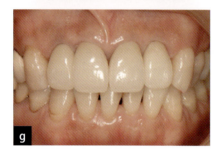

図4-4-11a〜g　a：4⏌のX線写真．ほぼ正方線投影に撮影できているので1根管のように見える．根尖部には歯根膜腔，歯槽硬線が消失，X線透過像が確認できる．
b：やや偏近心投影となっており，2根管と明らかに判断できる．根尖部に逸出したガッタパーチャも確認できる．
c：作業長の確認の際もやや偏近心投影を行うことで得られる情報が増える．この例では口蓋側の根管は作業長がぴったり（ややオーバー）で根尖部は歯根膜腔が正常である．したがって，ここまで作業を行う必要がない．よって若干作業長を短くするべきである．頬側根管は，もともと小さなガッタパーチャが根尖を超えて残存しているのではあるが，今回の治療中に若干ガッタパーチャが少し押し出されてしまったようである．ファイルがすでに根尖をオーバーしているようなので，さらに2mm程度アンダーに作業長を設定した．
d：根管充填を行った際も，やや偏近心投影を行うことにより，2根管の根尖部の根管充填状態を確認しやすい．
e：根管治療後1年リコール時のX線写真．ほぼ歯根膜腔が正常に戻ってきていることが確認できる．
f：根管治療後2年リコール時のX線写真．明らかに歯根膜腔が正常である．
g：同口腔内写真．

4章-4　再根管治療における根管充填

　　スカンジナビアのエンドに対する考えかたを述べてきたが，特に診査・診断における考えかたが全く異なる．また細菌学的な配慮が徹底的に行われる点が特徴であることがおわかりになられたと思う．もしも読者の皆さんにとって少しでも臨床のヒントとなったとすれば幸いである．

参考文献

1. Molander A, Reit C, Dahlén G. Reasons for dentists' acceptance or rejection of microbiological root canal sampling. Int Endod J 1996;29(3):168-172.

2. Molander A, Reit C, Dahlén G. Microbiological root canal sampling: diffusion of a technology. Int Endod J 1996;29(3):163-167.

3. Sundqvist G. Bacteriological studies of necrotic dental pulps. Umae Univ Odontological Dissertations 1976;7:1-93.

索引

〈い〉

意思決定樹 ・・・・・・・・・・・・・・・・・・・・・・・・・・ 45

意思決定における問題点 ・・・・・・・・・・・・・・・ 22, 23

医療面接シート ・・・・・・・・・・・・・・・・・・・・・・・ 52

違和感 ・・・・・・・・・・・・・・・・・・・・・・・・ 62, 64, 66

インフォームドコンセント（チョイス）・・・・・・・・ 51

〈か〉

ガッタパーチャ

・・・・・・ 22, 30, 60, 83, 88, 90, 94, 104, 117, 126, 127

カットオフポイント ・・・・・・・・・・・・・・・・・・・・ 44

鑑別診断 ・・・・・・・・・・・・・・・・・・・・・・・・・・・・ 42

〈き〉

機械的治療上の問題点 ・・・・・・・・・・・・・・・・・・ 29

厳しい基準 ・・・・・・・・・・・・・・・・・・・・・・・・・・ 19

偽陰性 ・・・・・・・・・・・・・・・・・・・・・・・・・・・・・・ 40

既往歴 ・・・・・・・・・・・・・・・・・・・・・・・・・・・・・・ 42

偽陽性 ・・・・・・・・・・・・・・・・・・・・・・・・・・・・・・ 40

筋筋膜痛 ・・・・・・・・・・・・・・・・・・・・・・・・・・・・ 41

〈け〉

外科的根管治療 ・・・・・・・・・・・・・・・・・・ 28, 30, 47

〈こ〉

骨梁 ・・・・・・・・・・・・・・・・・・・・・・・・・・・・・・・・ 40

根管口明示 ・・・・・・・・・・・・・・・・・・・・・・・・・ 104

根管充填 ・・・・・・・・・・・・・・・・・・・・・ 12, 13, 132

根管数 ・・・・・・・・・・・・・・・・・・・・・・・・・・・・・ 105

根管治療の難易度 ・・・・・・・・・・・・・・・・・・ 78, 81

根尖病変の X 線診断 ・・・・・・・・・・・・・・・・・・ 43

〈さ〉

再感染根管治療 ・・・・・ 12, 13, 16, 17, 22, 26, 35, 51

再感染根管治療の意思決定基準 ・・・・・・・・・・・・ 39

再根管治療の成績 ・・・・・・・・・・・・・・・・・・・・・ 12

細菌検査 ・・・・・・・・・・・・・・・・・・・・・・・・・・・・ 20

残存歯質 ・・・・・・・・・・・・・・・・・・・・・・・・・・・・ 76

〈し〉

シェアードデシジョン ・・・・・・・・・・・・・・・・・・ 51

時間対効果性 ・・・・・・・・・・・・・・・・・・・・・・・・ 66

歯根吸収 ・・・・・・・・・・・・・・・・・・・・・・・・・・・・ 62

歯根破折 ・・・・・・・・・・・・・・・・・・・・・・・・・・・・ 59

歯根膜腔 ・・・・・・・・・・・・・・・・・・・・・・・・・・・・ 40

歯周病 ・・・・・・・・・・・・・・・・・・・・・・・・・・・・・・ 58

歯槽硬線 ・・・・・・・・・・・・・・・・・・・・・・・・・・・・ 40

疾患の検出 ・・・・・・・・・・・・・・・・・・・・・・・・・・ 39

疾患の診断 ・・・・・・・・・・・・・・・・・・・・・・・・・・ 42

歯肉 ・・・・・・・・・・・・・・・・・・・・・・・・・・・・・・・・ 59

歯肉部腫脹 ・・・・・・・・・・・・・・・・・・・・・・・・・・ 59

自発痛 ・・・・・・・・・・・・・・・・・・・・・・・・・・・・・・ 54

腫脹 ・・・・・・・・・・・・・・・・・・・・・・・・・ 54, 56, 58

術者 - 患者関係 ・・・・・・・・・・・・・・・・・・・・・・・ 50

上顎洞痛 ・・・・・・・・・・・・・・・・・・・・・・・・・・・・ 41

心因性歯痛 ・・・・・・・・・・・・・・・・・・・・・・・・・・ 41

神経血管性歯痛 ・・・・・・・・・・・・・・・・・・・・・・・ 41

神経障害性歯痛 ・・・・・・・・・・・・・・・・・・・・・・・ 41

診査・診断のステップ ・・・・・・・・・・・・・・・・・・ 38

心臓痛 ・・・・・・・・・・・・・・・・・・・・・・・・・・・・・・ 41

診断学上の意思決定 ・・・・・・・・・・・・・・・・・・・ 23

診断学上のディシジョンメイキング ・・・・・・・・・・ 38

〈す〉

髄床底の地図 ・・・・・・・・・・・・・・・・・・・・ 85, 105

〈せ〉

生物学的治療上の問題 ・・・・・・・・・・・・・・・・・・ 34

生物学的配慮 ・・・・・・・・・・・・・・・・・・・・・・・・ 38

正方線投影 ・・・・・・・・・・・・・・・・・・・・・・・・・・ 46

索引

穿孔 ……………………………………… 79

〈た〉

単冠 ………………… 54, 58, 59, 66, 67, 68, 70

〈ち〉

治療オプションの示唆 …………………… 45
治療オプションの診断 …………………… 39
治療学上の意思決定 ……………………… 25
治療自体の問題点 ………………………… 22
治療の手間 …………………………… 78, 81
治療必要度の診断 …………………… 39, 44

〈て〉

ディシジョンメイキング …… 38, 39, 44, 45, 50, 77

〈と〉

疼痛歴 …………………………………… 42
特殊事情 ……………………………… 56, 58, 82

〈は〉

パーフォレーション ………………… 64, 66, 72
パターナリスティック ……………………… 50

〈ひ〉

非外科的根管治療 ……………… 47, 56, 76, 77, 78
非歯原性歯痛 ……………………………… 41
非定型歯痛 ………………………………… 41
費用対効果性 ……………………………… 66

〈ふ〉

フィスチオロジー ………………………… 42
フィステル …………… 42, 59, 60, 62, 66, 68
ブリッジ …………… 46, 62, 74, 78, 87, 98

〈へ〉

偏近心投影 ………………………………… 46

〈む〉

無菌治療 …………… 27, 38, 76, 78, 81, 88, 134

〈め〉

メタルボンドクラウン ……… 67, 72, 88, 92, 104
メタルクラウン …………………… 89, 90, 106
メタルコア …………… 27, 54, 59, 66, 78, 79

〈ら〉

ラバーダム …………… 76, 79, 82, 86, 87, 88, 98

〈り〉

臨床症状 …………………………………… 40

〈れ〉

連結歯 ……………………………… 56, 72

〈ろ〉

ロータリーファイル ……………………… 121

〈E〉

Essentialistic な考え方 …………………… 47

〈N〉

Nominalistic な考え方 …………………… 47

〈S〉

Strindberg の基準 ……………………… 42

〈X〉

X 線所見 …………………………………… 40
X 線透過像 ………………………………… 42

クインテッセンス出版の書籍・雑誌は，歯学書専用通販サイト『歯学書.COM』にてご購入いただけます．

PCからのアクセスは…
歯学書 検索

携帯電話からのアクセスは…
QRコードからモバイルサイトへ

QUINTESSENCE PUBLISHING
日本

再根管治療の成功率を高めるスカンジナビアエンド
ガッタパーチャの除去で70%は決まる！
エンド・ペリオ日常臨床のレベルアップコースⅢ

2019年11月10日　第1版第1刷発行

著　者　宮下裕志

発行人　北峯康充

発行所　クインテッセンス出版株式会社
　　　　東京都文京区本郷3丁目2番6号　〒113-0033
　　　　クイントハウスビル　電話(03)5842-2270(代表)
　　　　　　　　　　　　　　　(03)5842-2272(営業部)
　　　　　　　　　　　　　　　(03)5842-2276(編集部)
　　　　web page address　　https://www.quint-j.co.jp/

印刷・製本　株式会社創英

©2019　クインテッセンス出版株式会社　　　禁無断転載・複写
Printed in Japan　　　　　　　　　　　　　落丁本・乱丁本はお取り替えします
ISBN978-4-7812-0715-5 C3047　　　　　　　定価はカバーに表示してあります